Endlich frei von Migräne

Prof. Dr. med. Ursel Mielke

Endlich frei von Migräne

MIDENA

Die Autorin:

Prof. Dr. med. Ursel Mielke ist Fachärztin für Neurologie und Psychiatrie und für Kinder- und Jugendpsychiatrie. Sie leitet die Ambulanz am Fachbereich Rehabilitationswissenschaften der Humboldt-Universität Berlin und betreut seit vielen Jahren Kopfschmerzpatienten jeden Alters.

Die Deutsche Bibliothek – CIP-Einheitsaufnahme

Mielke, Ursel:
Endlich frei von Migräne / Ursel Mielke. Küttigen/Aarau :
Midena, 1994
ISBN 3-310-00166-0

Midena-Verlag, CH-5024 Küttigen/Aarau

Zeichnungen: Gruber & König, Augsburg
Umschlaggestaltung: Dora Hirter, Aarau
Satz: Gesetzt aus der 11/13p Times von Cicero Lasersatz GmbH, Augsburg
Gedruckt auf 130g umweltfreundlich chlorfrei (elementar chlorfrei) gebleichtem Papier
Druck und Bindung: Chemnitzer Verlag und Druck GmbH, Zwickau
Printed in Germany
ISBN 3-310-00166-0

Inhaltsverzeichnis

Vorwort

Man schätzt, daß in der Bundesrepublik jeder dritte bis vierte Bürger unter gelegentlichen oder häufigen Kopfschmerzen leidet. Nicht jeder geht damit gleich zum Arzt oder gar zum Neurologen. Doch in den Sprechstunden der Nervenärzte klagt fast jeder dritte Patient über eine erhebliche Beeinträchtigung durch Kopfschmerzen. Dabei steht der sogenannte Spannungskopfschmerz an erster Stelle. Aber auch nahezu fünf Millionen Menschen in diesem Land – meist Frauen – haben in größeren oder kleineren Abständen regelmäßig unter Migräneanfällen zu leiden, und selbst bei Kindern hat man – wie schwedische Untersuchungen in einer Gegenüberstellung der Ergebnisse von 1962 und 1982 zeigen – eine deutliche Zunahme von Kopfschmerzerkrankungen festgestellt.

So gesehen kann man die Kopfschmerzsymptomatik schon fast als eine Volkskrankheit bezeichnen, die sich vor allem in der leistungsorientierten Gesellschaft der Industrienationen progressiv ausbreitet. Da man den Betroffenen die Krankheit meist nicht ohne weiteres ansieht, wird sie von Außenstehenden oft nicht ganz ernst genommen. Kopfschmerzen und Migräne werden nicht als „echtes" Leiden und objektive Behinderung akzeptiert, sondern als „Drückebergerei", als Ausflucht oder persönliches Versagen gedeutet. Das wiederum veranlaßt den Betroffenen, seinen Kopfschmerz und das damit verbundene Unwohlsein und Leistungsdefizit vor seiner Umgebung nach Möglichkeit zu verbergen.

Das Wissen über das Wesen und den Umgang mit einer speziellen gesundheitlichen Störung, Behinderung oder Gefährdung hat in jüngster Zeit bereits in vielen Fällen die Einstellung zur Krankheit bei den Betroffenen selbst, aber auch bei den nur mittelbar damit Konfrontierten verändert und „normalisiert".

Auch bei Migräne und anderen Kopfschmerzen, die zwar die Leistungsfähigkeit und das Wohlbefinden erheblich beeinträchtigen können, aber nicht vital bedrohlich sind, ist das durchaus möglich.

Dieses Buch wurde geschrieben, um zunächst einmal die Betroffenen selbst über Ursachen und Wesen ihrer Krankheit zu informieren und den heutigen Wissensstand zur Kopfschmerzproblematik in seinen wesentlichen Zügen darzustellen; denn nur wer die Zusammenhänge kennt, ist auf mögliche Situationen vorbereitet und kann bestimmten Entwicklungen vorbeugen.

Des weiteren soll das breite Spektrum der akuten und vorbeugenden Therapiemöglichkeiten vorgestellt werden, das dem behandelnden Arzt, aber auch dem Betroffenen selbst zur Verfügung steht und durch sinnvolle Verhaltensweisen ergänzt werden kann.

Schließlich kann hiermit auch den Angehörigen und Mitmenschen in der Umgebung oder am Arbeitsplatz des Betroffenen ein Grundwissen über diese Krankheit vermittelt werden, das einen verständnisvollen und vielleicht sogar hilfreichen Umgang miteinander fördert.

Berlin, 1994 Prof. Dr. med. Ursel Mielke

Einleitung

Historische Überlieferungen

Kopfschmerzen gibt es wahrscheinlich schon, solange es Menschen gibt. Bereits den frühen, in Stein gemeißelten Schriftzeichen und den Schriftrollen antiker Kulturen kann man entnehmen, daß vor mehreren tausend Jahren sowohl Kopfschmerzen allgemein als auch spezielle Krankheitsbilder wie Migräne bekannt waren und behandelt wurden.

Eine erste Beschreibung der Migräne wurde bereits auf einer sumerischen Schrifttafel aus der Zeit zwischen 4000 und 3000 v. Chr. gefunden. Auch der hervorragende griechische Arzt Hippokrates (460–377 v. Chr.), der als erster die bis dahin vorwiegend empirische Heilkunde naturwissenschaftlich zu durchdringen versuchte – den von ihm formulierten Eid schwören die Ärzte auch heute noch –, erstellte eine detaillierte Beschreibung der Migräne.

Die genaueste Krankheitsdarstellung aus dem Altertum (etwa 130 v. Chr.) stammt jedoch von Aretaeus von Kappadozien, der in Alexandria praktizierte. Er beschrieb den einseitigen Kopfschmerz mit Übelkeit, Krankheitsgefühl, Empfindlichkeit gegenüber Tageslicht und einem Gefühl des Schwindels während der Attacke und unterschied bereits Kopfschmerz, hartnäckigen Kopfschmerz und wechselnden Kopfschmerz – heute Cephalea, Cephalgia und Heterocrania genannt.

Um diese Schmerzen in einer Hälfte des Kopfes zu beschreiben, prägte der griechische Arzt Galen (129–201 n. Chr.) das Wort Hemikrania (Halbschädel), das im Spätlatein zu Hemigranea und Migranea abgewandelt und schließlich zum heute gebräuchlichen Begriff „Migräne“ (engl. und franz. „migraine“) wurde.

Auch berühmte Ärzte späterer Jahrhunderte, die selbst an Migräne litten, lieferten exakte Beschreibungen des Beschwerdebildes, so z. B. im 18. und 19. Jahrhundert Fothergill und Gowers (1845–1915) in England oder Tissot in Frankreich.

Von vielen Künstlern und Wissenschaftlern ist bekannt, daß sie unter Migräneanfällen zu leiden hatten. Der französische Mathematiker Pascal (1623–1662) wurde häufig von Kopfschmerzen befallen, die zusammen mit Lichterscheinungen (Flimmerskotomen), Ohnmachten und Schlaflosigkeit auftraten. Der berühmte deutsche Physiker und Physiologe Helmholtz (1821–1894), der den heute noch gebräuchlichen Augenspiegel erfand, hatte einmal wöchentlich eine heftige Migräne sowie Ohnmachtsanfälle. Auch Maupassant litt – wie seine Mutter – unter Migräne, die sich mit Augenmuskellähmungen verband. Von Heine wissen wir, daß häufige Kopfschmerzen bei ihm mit Geräuschempfindlichkeit, Darmstörungen und allgemeiner Nervosität auftraten. Auch Donizetti, Flaubert und Berlioz hatten unter Migräne zu leiden.

Inzwischen ist die Zahl der Veröffentlichungen über Kopfschmerzen aller Art, vornehmlich aber über Migräne von der Antike bis heute auf mehr als 10000 Arbeiten angewachsen, doch ein allgemeingültiges Rezept zur dauerhaften Beseitigung und Verhinderung von Kopfschmerzen findet sich darin immer noch nicht.

Zu unterschiedlich sind die körperlichen Voraussetzungen und die individuelle, von vielen Faktoren abhängige Reaktion auf die mannigfaltigen Verknüpfungen biochemischer und biophysikalischer Vorgänge in unserem Körper. Auch die psychische Komponente der Schmerzverarbeitung ist von subjektiven und „zufälligen“ Bedingungen abhängig, so daß jeder von Kopfschmerz Geplagte letztlich ein in seiner Art einmaliger und ganz besonderer „Fall“ ist und als solcher diagnostiziert und behandelt werden will.

Die vor allem in den Industrieländern zu beobachtende Zunahme der Kopfschmerzen hat dieses Beschwerdebild in den letzten Jahrzehnten stärker in den Blickwinkel medizinischer, psychologischer und pharmazeutischer Forschungen gerückt. Neben neuen, speziell ausgerichteten Medikamenten sind in den letzten zehn Jahren auch alternative und verhaltenspsychologische Behandlungsmethoden für akute und vorbeugende Therapie entwickelt und erprobt worden. In vieler Hinsicht wissen wir heute mehr über diese Krankheit, und wenn auch noch nicht alles erforscht werden konnte, so gibt es doch schon viele Möglichkeiten einer erfolgreichen Behandlung, deren spürbarer Erfolg von der aktiven Mitwirkung des Betroffenen selbst abhängt.

Wie der Schmerz „funktioniert"

Schmerz ist eine ganz natürliche Reaktion unseres Körpers auf bestimmte Reize und Dysregulationen. Er wird als eine alarmierende Empfindung registriert, wenn die Schmerzrezeptoren (freiliegende Nervenenden im Körpergewebe) physikalisch oder chemisch über eine gewisse Schwelle hinaus stimuliert werden. In leichteren Fällen kann das sogar noch lustbetont sein. Ein starker Schmerz signalisiert Gefahr: Hier ist etwas nicht in Ordnung! (Zum Beispiel, wenn man sich den Finger am Herd verbrannt hat, oder wenn der Blinddarm entzündet ist. Aber auch eine seelische Erschütterung, ein „Herzeleid" kann Schmerzen verursachen, ebenso Streß und psychische Belastung.)

In der Regel löst das Schmerzsignal – gewissermaßen automatisch – körpereigene Gegenreaktionen aus, die jedoch bei erheblichen Verletzungen, Entzündungen und fortgesetzten Dysregulationen nicht ausreichend wirksam werden können und einer unterstützenden Behandlung bedürfen.

Es gibt aber auch Schmerzen, die sinnlos erscheinen, weil wir ihre Alarm- und Schutzfunktion nicht erkennen können. Dazu gehören viele Arten des Kopfschmerzes, die nicht Zeichen oder Folge einer ernsthaften organischen oder seelischen Krankheit sind, sondern selbst als eine behandlungsbedürftige gesundheitliche Störung angesehen werden müssen.

Bei starken oder lang anhaltenden Schmerzen kann eine negativ getönte Gefühlsqualität hinzutreten (z. B. die Furcht, es könne sich um eine folgenbehaftete, vielleicht sogar lebensbedrohliche Krankheit handeln). Dadurch erhält die ursprüngliche Schmerzempfindung eine zusätzliche negative Akzentuierung. Sie wird zunehmend stärker und bedeutungsvoller wahrgenommen, sie drängt sich in jeden Gedanken und lähmt die Handlungsfähigkeit. Das wiederum wirkt sich auf das Gesamtbefinden aus, was der Mitwelt nicht lange verborgen bleibt und in der Folge zu verzweifelten Fehlentscheidungen führen kann.

Andererseits läßt sich auch ein heftiger Schmerz leichter ertragen, wenn die Ursachen erkannt und keine ernsthaften Folgen zu befürchten sind und wenn man sich als Patient in guter Obhut weiß. So verhalten sich viele Frauen heute im Kreißsaal sehr tapfer und kooperativ, während in Zeiten, als eine Geburt noch mit hohen Risiken für die Frau verbunden war, das Schmerzempfinden unter der Geburt – besonders bei Erstgebärenden – oft so unbeherrschbar gesteigert war, daß es zur völligen Verausgabung führen konnte.

Wie stark ein Schmerz empfunden wird, ist aber auch abhängig von der persönlichen Veranlagung, denn die Schmerzschwelle ist durchaus nicht bei jedem Menschen gleich hoch. Es gibt Menschen, die sehr empfindlich sind und schon unter relativ harmlosen Schmerzzuständen heftig leiden, und anderen macht selbst ein starker Schmerz kaum etwas aus. Der individuelle Umgang mit dem Schmerz ist aber auch abhängig von der Willensstärke des einzelnen und von der subjektiven Fähigkeit der Verarbeitung von Reizen überhaupt.

Für die Beschreibung einer Schmerzerfahrung stehen uns nur umschreibende Begriffe zur Verfügung: Wir sprechen von einem anhaltenden, dumpfen, hellen, stechenden, pochenden, pulsierenden, reißenden, brennenden oder bohrenden Schmerz.

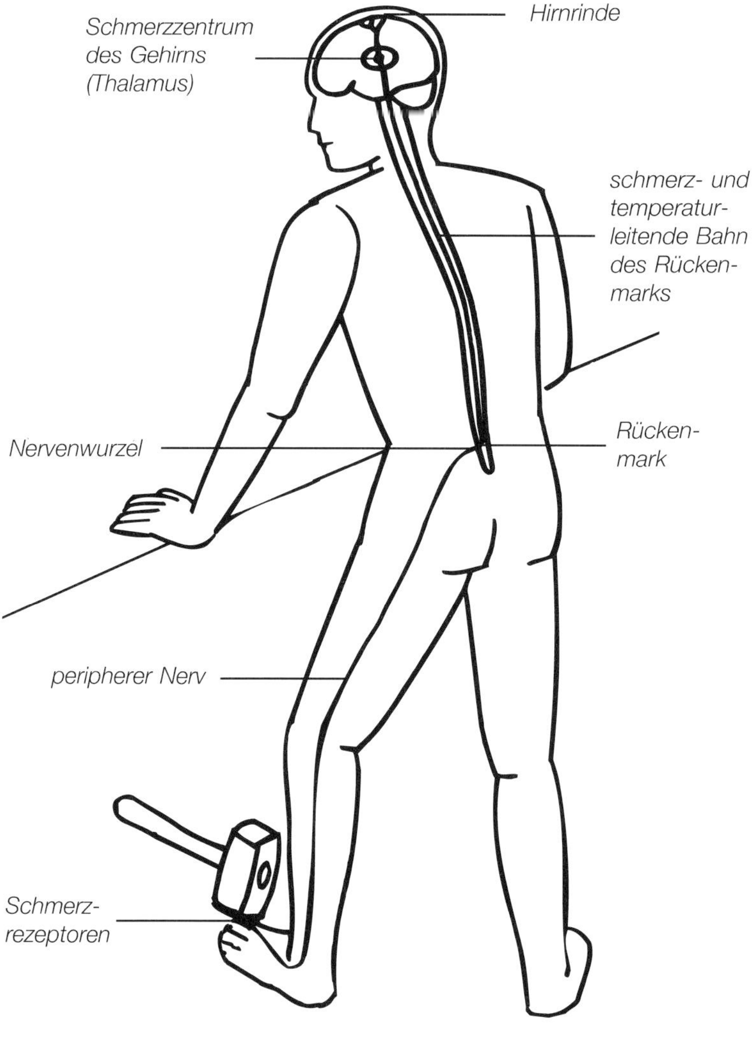

Abb. 1 Schmerzleitung. Ein Schmerzreiz wird von den Schmerzrezeptoren registriert und über den peripheren Nerv und die Wurzel ins Rückenmark geleitet. Die Information gelangt zum Schmerzzentrum (Thalamus) und von da zur Hirnrinde, wo der Schmerz erlebt wird.

In dieser Hinsicht unterscheidet sich der Kopfschmerz nicht von anderen Schmerzzuständen. In der Regel kann man davon ausgehen, daß er durch eine Irritation oder Veränderung schmerzempfindlicher Teile im Schädel entsteht. Das sind vor allem die stärkeren und die zahlreichen feinen Blutgefäße, die das Gehirn versorgen, die Hirnhäute und ganz besonders die äußere harte Hirnhaut mit ihren Trennwänden zwischen den einzelnen Hirnteilen. Die Hirnsubstanz selbst enthält keine Schmerzrezeptoren und ist also völlig unempfindlich. In den meisten Fällen sind bei Schmerzzuständen im Kopf mehrere Faktoren gleichzeitig wirksam, deren kompliziertes Bedingungsgefüge bisher noch nicht vollständig geklärt werden konnte, obwohl die Schmerzforschung in den letzten Jahren erstaunliche Entdeckungen gemacht hat, auf die wir noch zu sprechen kommen.

Was der Arzt herausfinden muß

Kopfschmerzen sind eine alltägliche Erscheinung. Es gibt kaum jemanden, der von sich sagen kann, er kenne sie nicht.

Wenn Sie z.B. nach einem anstrengenden Tag oder einer durchzechten Nacht Kopfweh haben, werden Sie selbst diesen Zusammenhang erkennen und den Schmerz entweder ertragen oder selbst etwas dagegen tun. Sie werden möglicherweise das Schlafdefizit ausgleichen, sich in frischer Luft bewegen oder vielleicht auch eine Schmerztablette nehmen. Sicher kämen Sie jedoch nicht auf die Idee, deshalb zum Arzt zu laufen. Treten dagegen Kopfschmerzen ohne ersichtlichen Grund auf, bleiben über längere Zeit bestehen oder werden sogar immer heftiger, ändert sich die Stärke oder die Art der Schmerzen, muß nach der Ursache gesucht werden. Dies sollte stets mit Hilfe Ihres Arztes geschehen.

Welche Ursachen können das sein? Um dies herauszufinden, ist eine sorgfältige Beschreibung des bisherigen Verlaufs und der Art und Intensität der Schmerzen sowie auch weiterer Beschwerden nötig. Daraus kann der Arzt bereits Vermutungen über Ursachen und Bedingungen anstellen, die ihm auch die weitere Klärung, z. B. Überweisung zu Fachkollegen oder zu Spezialuntersuchungen, erleichtern. Der körperliche Befund klärt mögliche Zusammenhänge zwischen dem Schmerz und einer Organerkrankung. Dies kann einige Schwierigkeiten bereiten, da sehr viele körperliche Störungen zu Kopfschmerzen führen können. So können Erkrankungen des Herzens und des Kreislaufsystems, wie z. B. zu hoher oder auch zu niedriger Blutdruck, oder altersbedingte Veränderungen der Gefäße mit Durchblutungsstörungen besonders am Herzen und am Gehirn, Kopfschmerzen hervorrufen. Entsprechende Zusammenhänge sind aber auch bei Erkrankungen im Verdauungstrakt (Magen, Darm, Leber ...), der Nieren, bei Stoffwechselentgleisungen (z. B. durch Diabetes mellitus oder Schilddrüsenfunktionsstörungen) möglich. Bei akuten Kopfschmerzen muß auch immer an Vergiftungen gedacht werden, sei es durch Alkohol, Nikotin, Medikamente oder Kohlenmonoxyd, um aus der großen Palette von Giften nur einige häufige zu nennen. Bekannt sind ebenfalls Zusammenhänge zwischen Kopfschmerzen und Infektionskrankheiten. Neben allgemeinen organischen Erkrankungen spielen die im Kopfbereich naturgemäß eine besondere Rolle. So kann eine Vereiterung der Nasennebenhöhlen, der Stirnhöhle oder auch des Mittelohrs die Ursache sein. Auch Entzündungen im Bereich der Zähne, des Kiefers und des Rachenraums kommen als Kopfschmerzauslöser in Betracht. Die Funktion der Augen ist ebenfalls zu überprüfen, besonders natürlich dann, wenn der Kopfschmerz im Zusammenhang mit Tätigkeiten auftritt, die das Auge anstrengen. Eine Vorstellung beim Augenarzt sollte mit zu den ersten diagnostischen Maßnahmen gehören.

In sehr seltenen Fällen gehen Kopfschmerzen auch von den Strukturen innerhalb unseres knöchernen Schädels aus, also

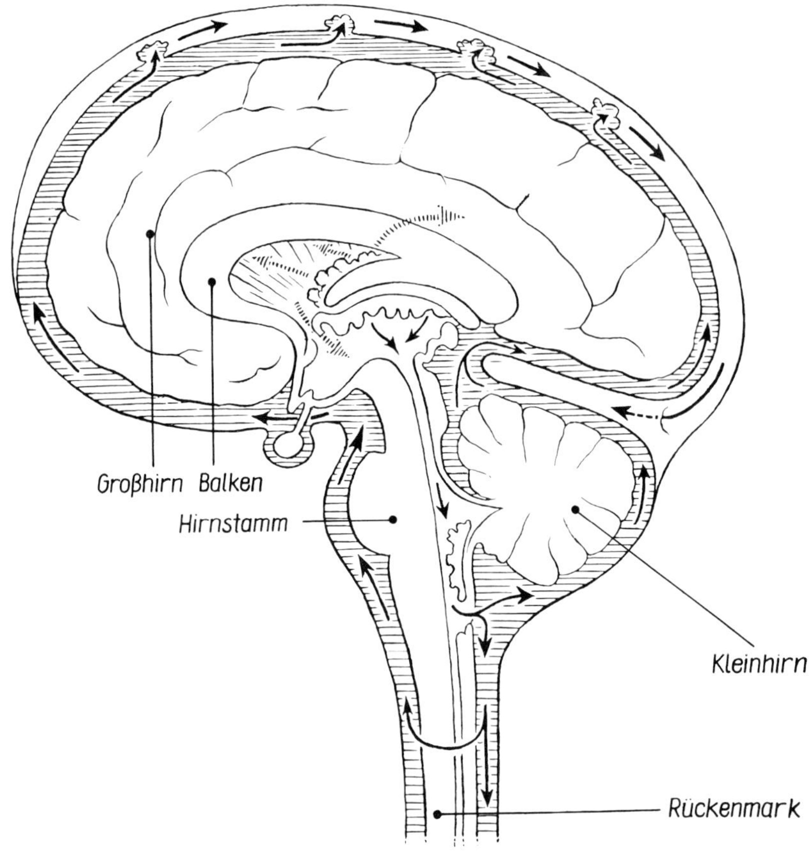

Abb. 2 Die Zirkulation der Hirn-Rückenmarkflüssigkeit – Liquor cerebrospinalis (nach SPITZER)

vom Gehirn, den Hirnhäuten, den Blutgefäßen oder auch dem Knochen. Hier kann es sich um entzündliche oder um raumfordernde Prozesse handeln. Besonders nach Unfällen ist an ein Druckgebilde durch eine Blutansammlung, also ein Hämatom, zu denken. Aber natürlich kann auch ein Hirntumor einmal Ursache von Kopfschmerzen sein. Gefäßbedingte Kopfschmerzen sind häufig rein funktionell. Bei Verdacht auf eine Ursache im Hirnbereich sollte auf jeden Fall ein Nervenarzt konsultiert werden, der dann neben einer sorgfältigen neurologischen Untersuchung auch weitere Methoden einsetzt, um einen solchen Verdacht entweder bestätigen oder ausschließen zu können. Nach einer Gehirnerschütterung können Kopfschmerzen sehr hartnäckig längere Zeit bestehen bleiben, auch dann, wenn keine weiteren Beeinträchtigungen mehr bestehen. Unangenehm und langanhaltend können Schmerzen durch eine Prellung des Schädelknochens bzw. der Knochenhaut sein.

Die wohl häufigste Ursache von Kopfschmerzen, die körperlich bedingt sind, ist bei älteren Menschen in Veränderungen der Halswirbelsäule zu suchen. Infolge von altersbedingten Umbauprozessen an den knöchernen Bestandteilen, besonders an den Gelenken, kommt es zu Muskelverspannungen, aber auch zu Irritationen dort verlaufender Gefäße und Nerven. So kann es schon durch eine unphysiologische, also zu starke Kopfbeugung beim Lesen und Schreiben zu einer Überdehnung der Bänder und Gelenke in diesem Bereich kommen. Der entstehende Schmerz ist häufig gar nicht im Nackenbereich, sondern im Stirnbereich lokalisiert (sogenannter fortgeleiteter Schmerz).

Auch krankhafte Veränderungen an den Nerven lösen Schmerzen aus, die dann meist plötzlich und sehr heftig eintreten, was den meisten ja durch Zahnschmerz bekannt ist.

Alle diese genannten, durch organische Erkrankungen oder Störungen verursachten oder mitbedingten Kopfschmerzen machen nur etwa 10% aller Kopfschmerzen aus. Die restlichen 90% werden als funktionelle Kopfschmerzen bezeichnet. Wenn durch die genauen Angaben zum bisherigen Verlauf der Beschwerden und die sorgfältige klinische Untersuchung eventuelle organische Ursachen vom Arzt ausgeschlossen werden können, handelt es sich um funktionell bedingte Kopfschmerzen. Die Tatsache, daß nichts Krankhaftes festgestellt werden konnte, ist für den Betroffenen eigentlich erfreulich, obwohl ein offensichtlicher Organbefund die Beschwerden anderen gegenüber glaubhafter erscheinen ließe.

Die Ursachen der funktionellen Kopfschmerzen, zu denen auch die Migräne zählt, sind noch nicht bekannt. Es gibt einen hohen Prozentsatz familiärer Häufungen, oft beginnen sie bereits in der Kindheit oder Pubertät, häufig werden Zusammenhänge zum Hormonhaushalt und zu bestimmten vegetativen Körperfunktionen festgestellt. Da diese Kopfschmerzarten eine Reihe von Gemeinsamkeiten haben, kann ein erfahrener Arzt sie trotz der fehlenden Befunde sicher erkennen und entsprechend behandeln. So bestehen bei einem Teil dieser funktionellen Kopfschmerzen Verspannungen der Schulter- und Nacken- sowie auch der Stirnmuskulatur. Viele Menschen neigen überhaupt zu Spannungskopfschmerzen, die meist Ausdruck einer inneren Gespanntheit sind. Es sind häufig Personen, die ein konfliktreiches Leben führen, sei es durch widrige Umstände, sei es durch persönlichkeitsbedingte Reaktionen auf Ereignisse in ihrem Leben oder auch beides. An diesen zuletzt beschriebenen Krankheitsbildern wird besonders deutlich, wie stark die Psyche eines Menschen im Bedingungsgefüge der Kopfschmerzen wie überhaupt der Schmerzen mitwirkt.

Migräne

Krankenbericht

Frau B., 32 Jahre alt, stellte sich in meiner Sprechstunde vor, nachdem sie im Laufe mehrerer Jahre bei 5 verschiedenen Ärzten war. Sie berichtete, daß sie seit der Kindheit an Kopfschmerzen leide, die allmählich schlimmer geworden seien. Besonders nach ihrer zweiten Schwangerschaft, während der sie schon glaubte, sie sei nun gesund, hätten sich die Beschwerden verstärkt.

Der Kopfschmerz beginne meist in den frühen Morgenstunden, aus dem Schlaf heraus und steigere sich innerhalb von 1–2 Stunden erheblich. Anfangs sei er oft in der rechten Schläfengegend spürbar, bleibe mitunter auf dieser Seite, erfasse aber auch den ganzen Kopf, der dann zu zerbersten drohe. Es komme dann starke Übelkeit hinzu, Brechreiz selbst bei leerem Magen. Sie sei dann nach einigen Stunden erschöpft und müsse das Bett hüten. Da auch starke Licht- und Lärmempfindlichkeit bestehe, liege sie am liebsten im abgedunkelten Zimmer. Ihre Kleine, die recht lebhaft sei, gäbe sie dann zu einer Nachbarin. Die Größere sei schon in der 3. Klasse. Ihr Mann, der viel beruflich unterwegs sein müsse, könne solche Zustände bei seiner sonst ganz heiteren, tatkräftigen Frau nicht verstehen. Er sage nur: „Geh zu einem anderen Arzt! Wenn etwas ist, müssen sie es auch finden und Dir helfen."

Früher traten diese Zustände, die den ganzen Tag anhalten und eigentlich erst am Morgen darauf wieder richtig weg sind, nur 1 bis 2 mal im Monat auf, meist vor der Regel. Nach der Schwangerschaft, als sie mit der Anti-Babypille begonnen hatte, da sie nicht mehr als 2 Kinder wollte, traten die Attacken mehrmals wöchentlich auf, aber auch nach dem Wechsel der Pille ist es noch mindestens 6 mal monatlich.

Der Gynäkologe habe ihr empfohlen, eine andere Verhütungsmöglichkeit zu wählen. Spirale komme aber nicht in Betracht, da sie schon vor dieser Ehe für kurze Zeit eine hatte, die aber entfernt werden mußte. Nun fürchtet sie, nach Absetzen der Pille wieder schwanger zu werden, da ihr Mann zu keinerlei natürlicher Verhütung bereit sei. Selbst wenn sie Migräne habe, komme er und habe schon gesagt: „Ist es dir vielleicht lieber, wenn ich mir eine Freundin anschaffe?"

Frau B. erinnert sich, schon als Schulkind mitunter nach Hause geschickt worden zu sein, weil sie heftige Kopfschmerzen mit Erbrechen und Schwindel, mitunter aber auch Bauchkrämpfe hatte. In der Pubertät sei sie einige Male ohnmächtig geworden, einmal, als sie sich sehr heftig den Fuß geklemmt hatte, einmal bei einer Blutabnahme und einige Male „aus dem Stand“. Ihr sei damals geraten worden, irgendeinen Sport zu treiben und sie habe dann einige Jahre Handball gespielt. Ihre Mutter und deren Schwester hätten auch derartige Kopfschmerzen gehabt, sie seien aber in den letzten Jahren seltener geworden.

Frau B. schildert sich als eine sehr ordentliche Frau. Es müsse alles blitzen. Sie versuche, es immer allen recht zu machen, habe immer Minderwertigkeitskomplexe gehabt. Auch jetzt habe sie oft ihrem Mann und den Kindern gegenüber ein schlechtes Gewissen, wenn sie ihre Kopfschmerzattacke habe. Dann versuche sie, das Unerledigte besonders gut nachzuholen.

Beruflich tätig ist Frau B. z. Zt. nicht, sie möchte aber gern wieder in ihrem Beruf als Laborantin arbeiten. Momentan wage sie wegen der häufigen Kopfschmerzen gar nicht, sich etwas zu suchen.

Nach der bisherigen Behandlung gefragt, gibt sie an, immer mal Migränezäpfchen erhalten zu haben, auch Schmerztabletten, die sie aber sehr sparsam genommen habe. Eine kurmäßige Behandlung sei noch nicht durchgeführt worden.

Es wurde eine gründliche körperliche Untersuchung einschließlich Augenarztbefund und EEG durchgeführt, bei denen sich keine krankhaften Abweichungen ergaben. Es bestanden lediglich sehr lebhafte Reflexe, kühle Hände und Füße und eine Neigung zu roten Flecken (Dermographismus) bei Aufregung.

Nach nochmaligem Wechsel des Antikonzeptivums und Beginn einer Intervallbehandlung mit Propranolol konnten die Attacken wieder auf 1–2 mal im Monat reduziert werden. Auch die Intensität verringerte sich wesentlich. Inzwischen ist Frau B. wieder in ihrem Beruf tätig.

Was ist Migräne?

Alle Anzeichen in diesem Bericht sprechen dafür, daß es sich um Migräne handelt. Es sollen dazu nun nähere Erläuterungen folgen.

Unter Migräne versteht man attackenartige, periodisch wiederkehrende Kopfschmerzen. Sie können ein- oder beidseitig auftreten. Während einer Attacke kann der Schmerz auch von einer Seite auf die andere wechseln oder den ganzen Kopf erfassen.

Die Dauer ist sehr unterschiedlich, zwischen 4 und 72 Stunden. Oft sind Vorboten (Prodromi) zu beobachten (siehe dort). Neben dem Schmerz treten typische Begleitsymptome wie Übelkeit, Erbrechen, Licht- und Lärmempfindlichkeit, Kälte- oder seltener auch Hitzegefühl auf. Der Schmerz verstärkt sich bei körperlicher Aktivität.

Äußerlich sichtbare Krankheitszeichen, etwa Blässe, Augenringe, kalte Hände und Füße oder auch Gesichtsrötung („rote Migräne“) können beobachtet werden, aber häufig sieht der Betroffene unauffällig aus. Die Attackenfrequenz kann sehr unterschiedlich sein, auch bei einer Person, und liegt zwischen mehrmals wöchentlich bis wenige Male pro Jahr.

Bei Kindern sind die Attacken oft noch nicht so typisch, gehen auch häufig mit Bauchschmerzen einher oder wechseln sich damit ab.

Migräne ist für viele Betroffene sehr unangenehm. Sie sind in dieser Zeit völlig außerstande, körperlich oder geistig anstrengende Tätigkeiten über längere Zeit durchzuhalten. Sie fühlen sich krank und elend. Da die Veränderungen im Bereich der Kopfgefäße aber vorübergehend, also funktionell sind, gibt es keinen Grund zur Besorgnis, womöglich eine gefährliche Krankheit zu haben.

Bei Frauen werden in den meisten Fällen die Attacken mit den Wechseljahren seltener oder verschwinden sogar völlig.

Das Beschwerdebild

Der Schmerz

Der Schmerz entwickelt sich meist allmählich während einer halben Stunde. Oft beginnt er einseitig, kann dann aber auch auf die andere Seite wechseln oder sich auf die andere Seite ausbreiten. Der Schmerzcharakter ist pochend, bohrend, spannend oder pulsierend. Er kann auch als heftiger Druck empfunden werden, der beim Bücken oder Pressen pulsierend wird. Am häufigsten ist die Stirn- oder Schläfenregion betroffen, seltener der Hinterkopf. Gelegentlich treten auch Schmerzen hinter dem Auge oder in dessen Umgebung auf. Eine Untersuchung durch den Augenarzt ergibt in diesem Fall keine Auffälligkeiten.

Eine rapide Steigerung des Schmerzes zu äußerster Heftigkeit in nur wenigen Minuten und das Nachlassen innerhalb von 2 Stunden sind nicht typisch für Migräne, sondern sprechen eher für den Cluster-Kopfschmerz (s. Seite 116) oder für einen neuralgischen Schmerz (s. Seite 131).

Das Auftreten einer Attacke ist nicht an bestimmte Tageszeiten gebunden, doch häufig beginnt der Kopfschmerz in der Nacht oder in den frühen Morgenstunden. In einzelnen Fällen finden sich Häufungen in bestimmten Jahreszeiten; bei Frauen ist auch eine Abhängigkeit vom monatlichen Zyklus zu beobachten.

Äußerlich sichtbare Veränderungen

Menschen, die unter Migräne zu leiden haben, sehen im allgemeinen durchaus gesund aus. Lediglich manchmal wirken sie etwas blaß. Während einer Attacke scheinen sie besonders blaß, verfallen und zeigen schlaffe Haut, eingefallene Gesichtszüge, glanzlose Augen und dunkle Augenringe. Dies alles ist Ausdruck einer Blutleere im Gewebe. In seltenen Fällen kann auch Gesichtsrötung auftreten. Man spricht dann von „roter Migräne“. Gelegentlich ist ein Hervortreten der Venen im Stirn-Schläfenbereich oder ein Pulsieren der Schläfenarterien zu beobachten. Mitunter aber fehlen jegliche äußeren Veränderungen, so daß den Betroffenen die – meist erheblichen – Beschwerden von der Mitwelt nicht geglaubt werden.

Vorboten (Prodromi)

Als Vorboten oder Prodromi werden alle Veränderungen bezeichnet, die vor Beginn der Schmerzattacke auftreten. Sie sind meist für den Betreffenden charakteristisch, wiederholen sich bei ihm also in ähnlicher Weise. Es können Reizerscheinungen verschiedener Sinnesgebiete (Sehen, Hören, Riechen, Schmecken) oder auch psychische Veränderungen sein. Am häufigsten sind Veränderungen des Sehens. Man spricht dann auch von einer Augenmigräne (s. Seite 29).

Manche Menschen sind vor der eigentlichen Attacke in gedrückter oder gereizter Stimmung, andere sind euphorisch, unternehmungslustig oder von ungewohnter geistiger und körperlicher Leistungsfähigkeit. Auch Heißhunger oder Schlafstörungen werden einige Stunden, manchmal einen ganzen Tag vor dem Schmerzbeginn beobachtet. In der Regel folgt dann der Schmerz. Prinzipiell sind aber alle Vorboten oder Begleiterscheinungen auch ohne nachfolgenden Schmerz möglich (sogenannte Migräneäquivalente).

Körperliche Begleiterscheinungen

Zu den fast regelmäßig auftretenden Begleiterscheinungen zählen Übelkeit und Erbrechen. Etwa 70 % der Migräniker klagen über diese Beschwerden. Manche fühlen sich nach dem Erbre-

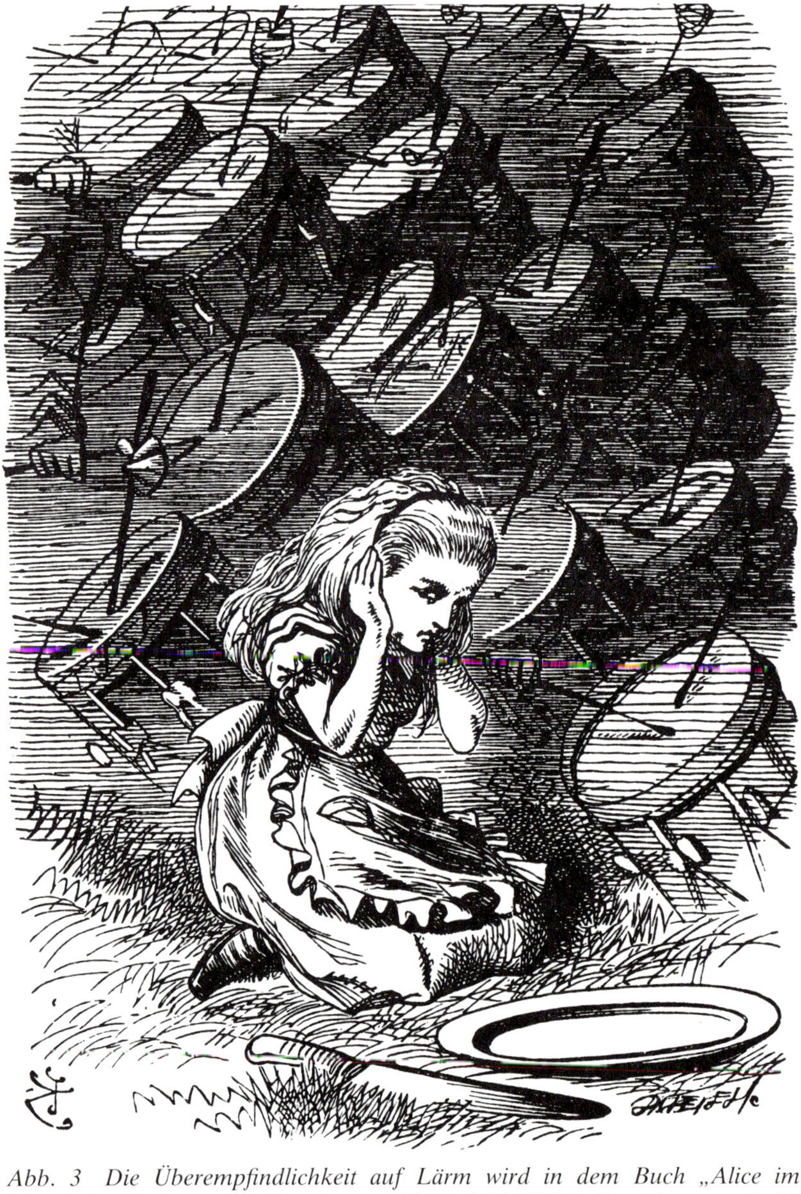

Abb. 3 Die Überempfindlichkeit auf Lärm wird in dem Buch „Alice im Wunderland" dargestellt. Der Autor LEWIS CARROLL litt selbst unter heftiger Migräne.

chen erleichtert, andere empfinden die über Stunden bestehende Brechneigung noch unangenehmer als den Schmerz. Meist setzt die Übelkeit erst ein, wenn der Schmerz sich schon entwickelt hat. Manche Betroffene müssen große Mengen Urin lassen, manche haben Durchfall, wieder andere Herzrasen.

Die Hände und Füße sind oft noch kälter als gewöhnlich. Der Blutdruck ist eher niedrig. Es tritt Schwindel auf, besonders wenn man die Körperlage ändert. Die Kreislaufregulation kann so labil sein, daß beim Stehen Kollapsneigung besteht. Man fühlt sich abgeschlagen, müde, krank. Weitere Begleiterscheinungen äußern sich als Überempfindlichkeiten gegen Lärm oder helles Licht oder auch gegen beides gleichzeitig. Selbst gegenüber Gerüchen, Erschütterungen oder Berührungen kann eine Reizüberempfindlichkeit bestehen. Unabhängig von den Schmerzen sind die Betroffenen verstimmt oder gereizt. Es stört die „Fliege an der Wand". Am besten ist es, wenn sie sich in einem abgedunkelten, ruhigen Zimmer still hinlegen und – wenn möglich – „die Attacke verschlafen" können.

Augensymptome

Bei etwa einem Drittel aller Migräniker werden Symptome geschildert, die mit dem „Sehapparat" in Verbindung stehen. Sie haben jedoch in den meisten Fällen nicht direkt mit dem Auge zu tun, sondern entstehen in den entsprechenden Hirnregionen oder sind Ausdruck der allgemeinen Überempfindlichkeit vor oder während der Schmerzattacke.

Häufig wird eine Überempfindlichkeit gegenüber hellem Licht angegeben, es wird als regelrecht schmerzhaft empfunden. Häufig besteht aber auch kurz vor oder während der Attacke Augenflimmern auf einem oder auf beiden Augen. Dies kann mit einer teilweisen Einschränkung des Sehvermögens verbunden sein (siehe auch „Augenmigräne").

Statt des Flimmerns können auch Punkte, Zacken, Lichtblitze, alles ein- oder mehrfarbig, auftreten. Auch in der Form oder Farbe veränderte Gebilde werden beschrieben, auch Dinge oder Personen, die real gar nicht vorhanden sind (Metamorphopsien, Halluzinationen). Alle diese Erscheinungen klingen meist nach 20 bis 30 Minuten wieder ab; sie werden praktisch vom Kopfschmerz abgelöst.

Selten werden ruckartige Augenbewegungen (Nystagmus) beobachtet, die aber vom Betroffenen selbst nur zufällig entdeckt werden, wenn er in den Spiegel schaut. Hierfür liegen die Ursachen in Durchblutungsstörungen der dafür verantwortlichen Hirngebiete. Häufig besteht gleichzeitig Schwindel.

Sehr selten ergeben sich auch Schielstellungen eines oder beider Augen oder eine Lähmung des Lidhebermuskels, also eine Lidheberschwäche.

Alle diese Symptome können auch ohne nachfolgenden Schmerz auftreten. Diese letzteren Beschwerden sind auf jeden Fall Anlaß für eine Vorstellung bei Ihrem Arzt.

Migräneformen

Migräne äußert sich recht unterschiedlich. Bei dem einen steht der Kopfschmerz im Vordergrund, beim anderen ist es die Übelkeit. Auch Intensität und Dauer einer Attacke sind sehr verschieden. Selbst bei ein und derselben Person gibt es große Unterschiede, so daß jemand nur selten von sich sagen kann: „Ich leide unter der klassischen Migräne." Vielmehr herrscht oft eine spezielle Form vor, aber andere schieben sich dazwischen. Die Einteilung ist für den Arzt wichtig, weil er daraus folgern kann, welche Hirngefäße (und damit die entsprechenden Hirnabschnitte) vorrangig betroffen sind. Sie sollten also dem Arzt die einzelnen Erscheinungen möglichst genau schildern.

Einfache Migräne

Synonym werden die Bezeichnungen „gewöhnliche Migräne" oder „common migrain" gebraucht. Prodromalsymptome fehlen häufig. Es beginnt meist mit einem langsam einsetzenden, ein- oder beidseitigen Kopfschmerz, der nach 1 bis 3 Stunden sein Maximum erreicht, dann längere Zeit heftig anhalten und dann irgendwann, mitunter auch relativ rasch, abklingen kann. Die Kopfschmerzintensität ist sehr unterschiedlich, mitunter auch recht gering. Bei schweren Attacken treten Übelkeit und Erbrechen auf, ebenso Lärm- und Lichtempfindlichkeit sowie Augenflimmern vor oder während der Attacke. Ernstere Begleiterscheinungen fehlen.

Diese Form setzt vorwiegend in den frühen Morgenstunden, also auch aus dem Schlaf heraus, ein. Es besteht starkes Krankheitsgefühl.

Gerade diese Kopfschmerzform neigt dazu, chronisch zu werden, mitbedingt durch jahrelangen Analgetikamißbrauch. Während Migräne häufig in der Zeit der Wechseljahre nachläßt oder völlig verschwindet, kann gerade diese Form in diesem Lebensabschnitt an Dauer, Frequenz und Intensität zunehmen.

Klassische Migräne

Synonyma: Augenmigräne, ophthalmische Migräne

Etwa ein Viertel bis ein Drittel aller Migränepatienten hat vor oder während der Kopfschmerzattacke Sehstörungen. Diese visuellen Reizerscheinungen (Lichtpunkte, Blitze, zackig begrenzte Gebilde, bunte Kreise ...) können sich innerhalb weniger Minuten vom Zentrum des Auges bis zum Rand des Gesichtsfeldes ausbreiten. Danach besteht häufig in diesen Bereichen vorübergehend Schwächung des Sehvermögens oder sogar Blindheit. Oft ist nur eine Augenhälfte (also ein halbes Gesichtsfeld) ausgefallen, so daß eine gegenübersitzende Person nur zur Hälfte gesehen wird. Ebenso ist der Ausfall eines oberen oder unteren Teils möglich, je nachdem, welcher Bereich der Sehrinde irritiert ist. Im allgemeinen dauert ein solcher Zustand 10 bis 30 Minuten. Bei anderen Menschen wiederum können es andere Symptome sein, die vor Beginn der Kopfschmerzen auftreten, beispielsweise einseitige Kribbelparästhesien oder eine völlige Gefühllosigkeit oder Schwäche eines Armes oder Beines oder eine Sprachstörung. Auch diese Symptome klingen, wenn es sich um eine klassische Migräne handelt, rasch ab, meist noch vor Einsetzen der Schmerzphase

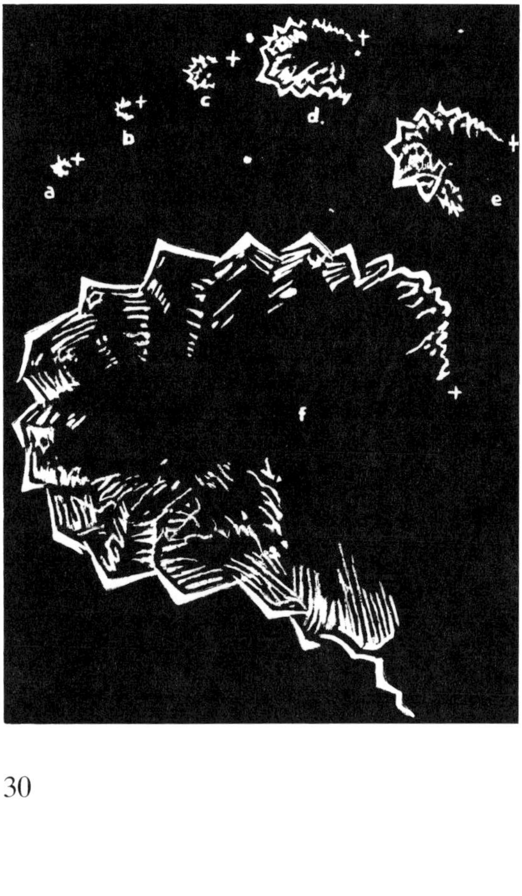

Abb. 4 Darstellung einer Folge von Flimmerskotomen (a–f, der fixierte Punkt ist mit x markiert), die innerhalb einiger Minuten über das Gesichtsfeld wandern. Den Lichterscheinungen folgt vorübergehende Blindheit in diesem Bereich. Patientenzeichnung (nach AIRY)

oder kurz danach. Möglich ist auch, daß alle die genannten Symptome einmal ohne Kopfschmerzen auftreten. Man spricht dann von „Migräneäquivalenten".

Geschieht dies bei einem Menschen erstmalig, ist eine Vorstellung beim Arzt unbedingt erforderlich. Geschieht dies dagegen häufiger im Rahmen Ihrer Migräne und ist geklärt, daß sich keine ernsthafte Erkrankung dahinter verbirgt, besteht auch bei wiederholten Attacken kein Grund zur Sorge.

Komplizierte Migräne

Synonyma: migraine accompagnée, migraine associée, Migräne mit prolongierter Aura

Formen: hemiplegische Migräne, ophthalmoplegische Migräne, Basilarismigräne

Hierbei kann die Attacke einhergehen mit Kribbeln oder Taubheitsgefühl einer Hand, eines Armes oder Beines oder der Mundregion, das Minuten bis Stunden anhalten kann. Die betroffene Seite liegt der Kopfschmerzseite im allgemeinen gegenüber und kann während einer Attacke – entsprechend der Verlagerung des Schmerzes – auf die andere Seite überwechseln. Möglich sind auch Sprachstörungen. Man findet einzelne Wörter nicht, die sonst ganz geläufig sind, man kann sich schwer ausdrücken. Auch das Schreiben kann vorübergehend gestört sein. Ebenso ist eine muskuläre Schwäche (Parese) möglich, die sich an einer Hand oder einem Arm, seltener an einem Bein, im Gesicht oder an einer ganzen Körperhälfte bemerkbar macht. Sie kann auch kombiniert mit Gefühlsstörungen an diesen Körperteilen auftreten. Motorische Reizerscheinungen mit Zuckungen sind hier und da ebenfalls während einer Migräneattacke zu beobachten.

Beschreibungen von sogenannten Metamorphopsien, die durch eine Migräne ausgelöst werden können, sind für den

Außenstehenden besonders eindrucksvoll. Für den Betroffenen verändern sich beispielsweise die Geschwindigkeiten von bestimmten Abläufen im Sinne einer „Zeitlupe“ oder eines „Zeitraffers“. Da rennt ein Hund „ganz langsam“ auf ihn zu, dessen Sprünge werden wie ein Schweben empfunden. Umgekehrt können Abläufe „überdreht“ wie ein alter Stummfilm wirken. Gegenstände verändern auch scheinbar ihre Form und Größe. Voll Verwunderung sieht man seine Straße klein, als schaue man durch ein umgedrehtes Fernglas.

In dem bekannten Kinderbuch „Alice im Wunderland“ formt der Autor Carroll aus solchen selbst erlebten Metamorphopsien eine fesselnde Geschichte.

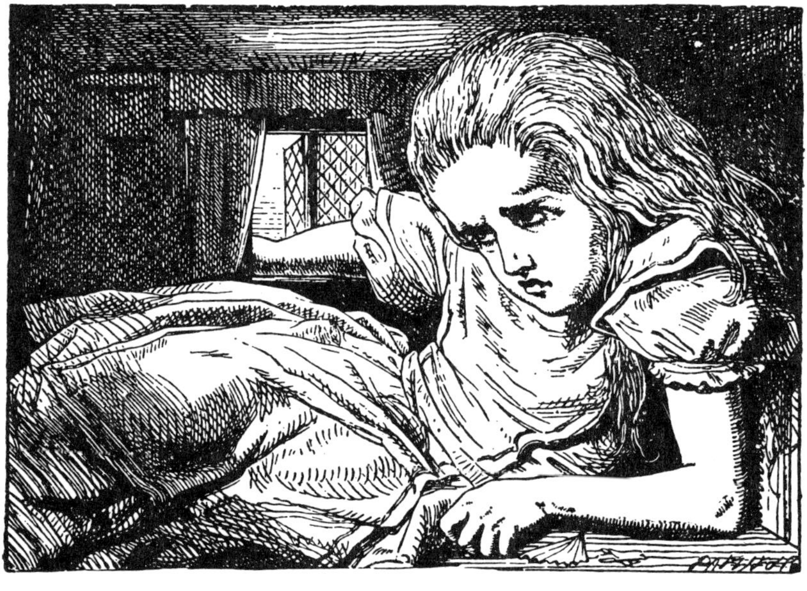

Abb. 5 „Alice im Wunderland“ ist während ihres Aufenthaltes in einem Haus gewachsen und füllt nun den Raum vollständig aus (Metamorphopsie).

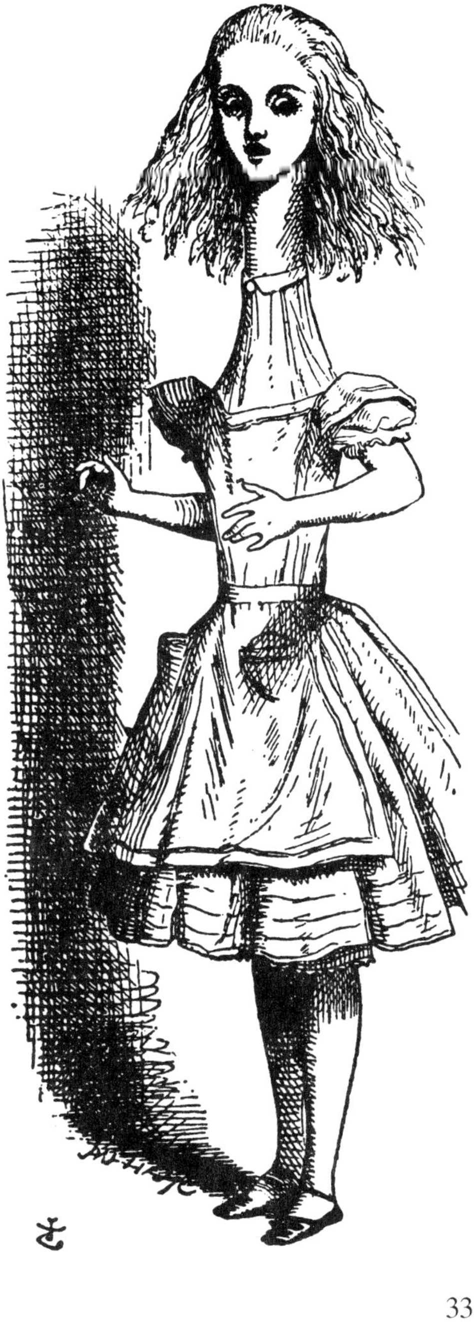

Abb. 6 „Alice im Wunderland" empfindet sich selbst körperlich verändert. Diese Erscheinungen (Metamorphopsien) werden gelegentlich während Migräneattacken beobachtet.

Die beschriebenen Symptome lassen an einen Schlaganfall denken, sie sind aber bei der Migräne flüchtig, bilden sich also vollständig zurück. Betroffen sind auch schon Kinder und Jugendliche und es gibt Häufungen in manchen Familien. Hier gilt aber das gleiche wie bei den Augensymptomen: Treten solche Beschwerden erstmalig im reifen Alter auf, dann muß auf jeden Fall eine andere Ursache durch den Arzt ausgeschlossen werden. Solche komplizierten Migräneformen kehren bei den Betroffenen oft in ähnlicher Weise wieder. Daneben gibt es dann aber auch ganz gewöhnliche Migräne oder solche mit Augensymptomen.

Als Ursache wird eine vorübergehende Minderdurchblutung eines oder mehrerer Hirngefäße angenommen. Bei völliger Blindheit eines Auges ist die Durchblutungsstörung jedoch nicht im Gehirn, sondern im Auge selbst zu suchen.

Bei der *Migräne des Basilarisgebietes* (die Arteria basilaris ist ein Zweig der Wirbelschlagader Arteria vertebralis) bestehen Schwindel, Ohrensausen, Gangabweichungen (als sei man betrunken), Artikulationsschwierigkeiten (eine schwere Zunge). Auch die bereits erwähnten Sensibilitätsstörungen und das Sehunvermögen, wenn es beidseitig auftritt, gehören hierher. Der Kopfschmerz ist oft im Hinterkopf lokalisiert.

Von einer *ophthalmoplegischen Migräne* spricht man dann, wenn sichtbare Augenmuskellähmungen mit Schielstellung eines Auges und eventuell auch dem Hängen eines Augenlides zu beobachten sind. Der Betreffende sieht dadurch Gegenstände doppelt. Auch hier müssen andere Erkrankungen ausgeschlossen werden.

Bauchmigräne

Synonym: abdominelle Migräne

Diese Form kommt meist nur im Kindesalter vor und wird später von Schmerzen im Kopfbereich abgelöst. Mitunter bestehen auch beide Formen parallel.

Wenn kleine Kinder plötzlich über heftiges Bauchweh klagen und mitunter auch noch erbrechen, kann dies viele Ursachen haben. Da es sich hierbei auch um infektiöse Magen-Darm-Erkrankungen sowie „verdorbenen Magen" oder um eine akute Blinddarmentzündung handeln kann, ist eine Vorstellung beim Kinderarzt auf jeden Fall erforderlich. Wiederholen sich solche Attacken aber immer wieder und gibt es in der Familie Migräne, ist die Wahrscheinlichkeit groß, daß es eine Bauchmigräne ist. Bei etwa einem Drittel derer, bei denen die Migräne bereits im Kindesalter begonnen hat, bestanden bereits vor der Kopfschmerzperiode Attacken von Bauchweh, auch „Nabelkoliken" genannt, oder von Brechanfällen ohne Schmerzen. Die Kinder sind dabei blaß, haben dunkle Augenringe und wirken krank.

Auftreten und Verbreitung

Häufigkeit

Die Erkrankungshäufigkeit in der Gesamtbevölkerung (Morbidität) ist nur durch sogenannte Feldstudien zu ermitteln, in denen eine möglichst große Anzahl, also mehrere Tausend, Kinder und Erwachsene, befragt werden. Solche Studien existieren für Deutschland nicht. Erfahrene Kopfschmerzspezialisten aus verschiedenen Ländern schätzen die Morbidität in der Gesamtbevölkerung übereinstimmend auf 8 bis 10 %. Mindestens weitere 10 % leiden im Verlaufe ihres Lebens an häufig wiederkehrenden Kopfschmerzen, die nicht in den engeren Formenkreis der Migräne fallen. Etwa 40 % haben gelegentlich Kopfschmerzen.

In einer Studie, die in den Jahren 1979 bis 1981 in Deutschland durchgeführt wurde und an der sich 364 niedergelassene Ärzte mit 3040 Migränepatienten beteiligten, ergab sich bezüglich der sozialen Stellung, daß die Angestellten und Beamten mit 40 % überrepräsentiert waren. 32 % waren Hausfrauen, 14 % Arbeiter oder Handwerker, 7 % Akademiker oder Angestellte in leitender Position, jeweils 2 % waren Selbständige, junge Menschen in Ausbildung und Rentner, weniger als 1 % waren Frührentner oder Arbeitslose. Diese Ergebnisse sind trotz der großen Anzahl beteiligter Patienten nicht repräsentativ, da ja all jene nicht erfaßt werden konnten, die gar nicht zum Arzt gehen.

Geschlechtsverteilung

Bei Erwachsenen sind Frauen 3- bis 4mal häufiger betroffen als Männer. Bei Kindern bis zu 10 Jahren leiden dagegen etwa gleichviele Mädchen und Jungen an Migräne. Mit der Pubertät ändert sich dieses Verhältnis allmählich: Ein Teil der Jungen verliert die Migräne; bei vielen Mädchen liegt dagegen die Erstmanifestation in der Pubertät oder später. Da bei Frauen auch weitere hormonelle Umstellungsphasen wie z. B. Schwangerschaften und Klimakterium die Migräne variieren, kann angenommen werden, daß dieses Leiden durch die Geschlechtshormone beeinflußt wird. Diese Geschlechtsverteilung hat sich auch in den letzten Jahrzehnten nicht verändert. Wäre die Migräne, wie durch überlieferte Klischees suggeriert, überwiegend durch weibliches Rollenverhalten erklärbar, müßte sich mit der Liberalisierung in der geschlechtsspezifischen Erziehung eine Angleichung der Häufigkeiten abzeichnen.

Erkrankungsalter

Die Migräne tritt am häufigsten und heftigsten in der ersten Lebenshälfte auf, d. h. sie fällt in die Periode der Berufsausbildung und der wichtigsten produktiven Phase. Angaben über den Beginn sind unterschiedlich, je nachdem, ob man Erwachsene oder Kinder befragt.

Bei der Befragung Erwachsener wird das 12. bis 25. Lebensjahr am häufigsten als Erstmanifestationsalter angegeben. Nachdem die Symptome in den Wechseljahren mitunter nochmals zunehmen, werden sie ab dem 50. Lebensjahr seltener und verschwinden bei klassischer Migräne oft ganz.

Verlauf

Zu Beginn einer „Migränelaufbahn“ sind die Attacken oft noch weniger intensiv und häufig. Mitunter liegen Monate, ja Jahre dazwischen. Oft ergeben sich Zusammenhänge zu hormonellen Umstellungsphasen oder zu Veränderungen des Tagesrhythmus, zu körperlichen oder seelischen Belastungen u. ä. Den seltenen Zustand, bei dem eine Attacke die andere ablöst, nennt man Status migränosus oder Status hemicranicus.

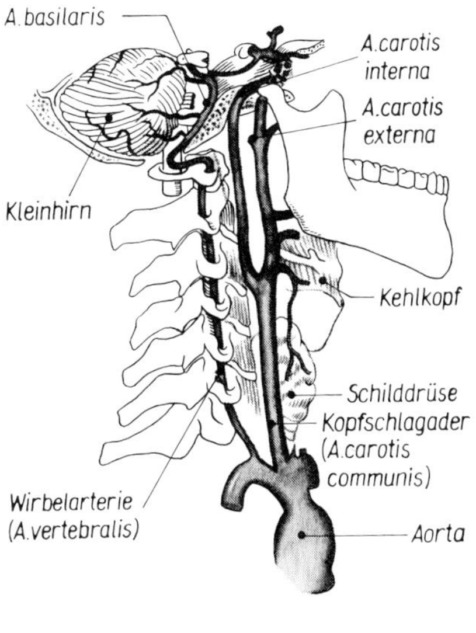

Abb. 7 Blutversorgung des Gehirns (nach SPITZER). Über die Kopfschlagader und die Wirbelarterie erfolgt der Zufluß zu allen Hirnarterien, aber auch zu allen Gefäßen des Gesichts und der das Gehirn umhüllenden Gewebe.

Von vielen Betroffenen wird angegeben, daß sie einmal im Monat unter Migräne leiden. Sind die Attacken häufiger als zweimal wöchentlich, muß dies auch Konsequenzen für die Behandlung haben. Eine ärztliche Überprüfung der schmerzstillenden Maßnahmen ist unbedingt erforderlich, eventuell auch eine Überprüfung der Diagnose.

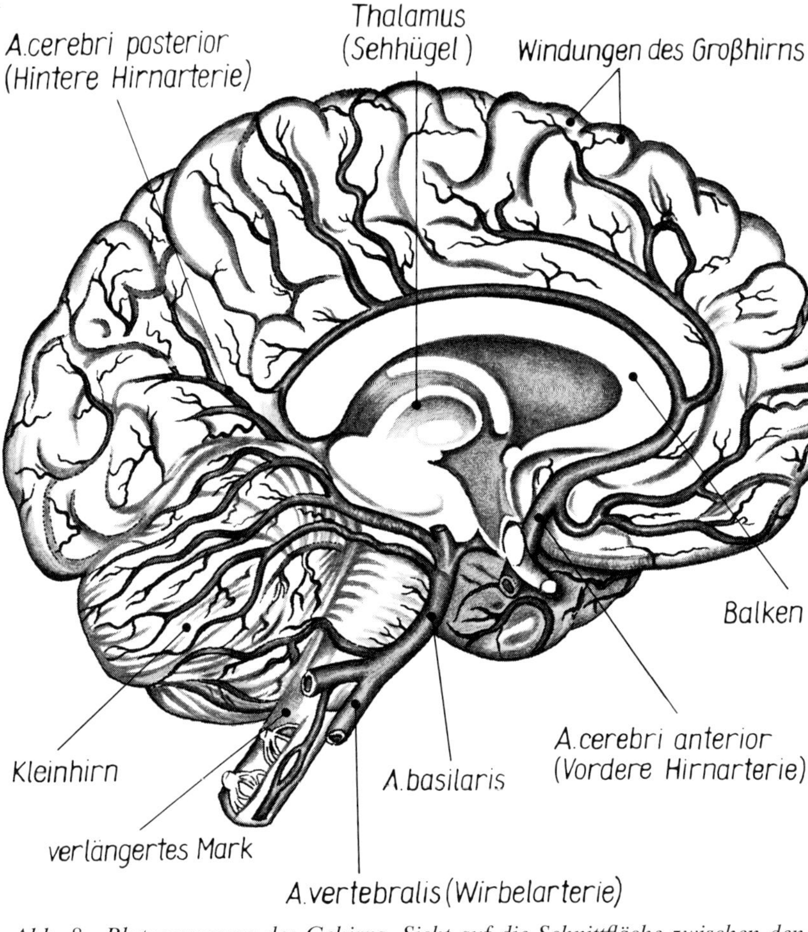

Abb. 8 Blutversorgung des Gehirns. Sicht auf die Schnittfläche zwischen den beiden Hirnhälften.

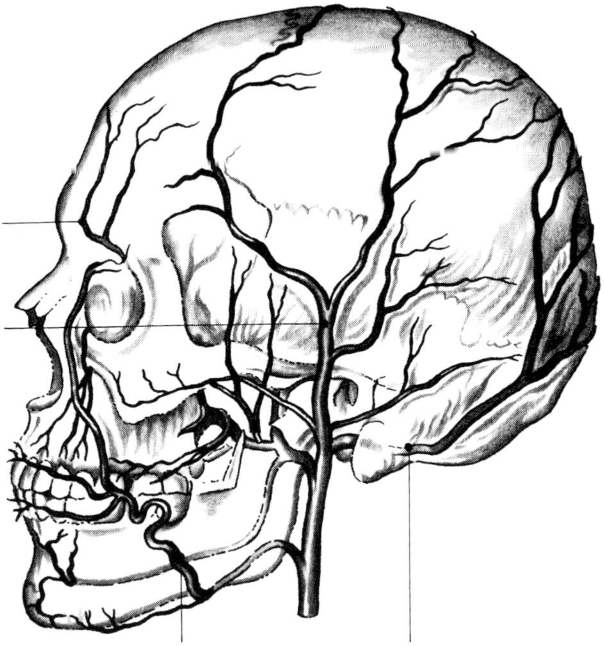

Abb. 9 Die Arterien des Kopfes

Ursachen der Migräne

Die Ursachen der Migräne sind bis heute noch nicht vollständig bekannt, obwohl es in der Welt viele Migränezentren gibt, in denen intensiv geforscht wird. Wir wissen, daß es sich um eine vorübergehende Störung der Hirndurchblutung handelt. Die Bereitschaft dazu ist vererbbar; bei ca. 70 % der Menschen mit Migräne hatten oder haben Familienmitglieder ebenfalls Migräne. Die Bedingungen, die zu einer Migräne oder Migränebereitschaft führen können, setzen sich aus einer großen Zahl unterschiedlicher Faktoren zusammen, die ein kompliziertes Gefüge bilden. Es gibt für die Entstehung einzelner Symptome unterschiedliche Theorien. Nicht alle sind in ihren Konsequenzen überzeugend, doch einige bilden wichtige Mosaik-

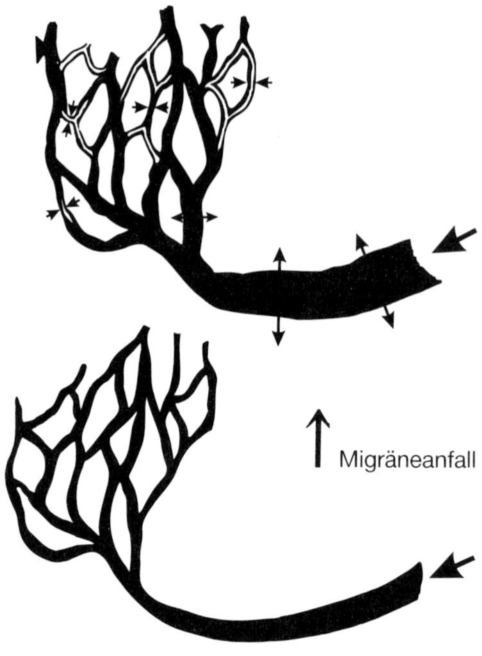

Abb. 10 Schematische Darstellung des Verhaltens der Kopfgefäße während einer Migräneattacke. Die großen Arterien, v. a. die äußeren Kopfarterien, erweitern sich, die kleinen Arterien verengen sich. Durch Öffnung arteriovenöser Kurzschlüsse gelangt arterielles (sauerstoffangereichertes) Blut in die Venen, ohne vorher den Sauerstoff an das Gewebe abgegeben zu haben. Folge: Sauerstoffmangel in den betreffenden Hirnregionen.

steine, um das Bedingungsgefüge der migräneauslösenden Faktoren in einzelnen Teilkomplexen zu erklären.

Nach der Gefäßtheorie des amerikanischen Wissenschaftlers Wolff sind unmittelbar vor Beginn der Schmerzattacke die das Gehirn versorgenden Gefäße extrem eng. Die dadurch entstehende Minderdurchblutung des Gehirns kann Symptome wie Augenflimmern auslösen. Diese Minderdurchblutung wurde objektiv durch regionale Messung des Blutflusses mit Hilfe von Isotopen nachgewiesen. Während der eigentlichen Schmerzphase sind besonders die äußeren Kopfgefäße weitgestellt und ihre Wände überdehnt. Durch diese Theorie allein ist aber der Schmerz nicht zu erklären.

Nach heutigen Erkenntnissen laufen während einer Migräneattacke folgende Prozesse im Körper ab, die hier stark vereinfacht wiedergegeben werden.

Aus den Blutplättchen (Thrombozyten) wird zu Beginn einer Migräneattacke *Serotonin,* ein biogenes Amin, freigesetzt. Serotonin und *Histamin,* ein aus den sogenannten Mastzellen freigesetztes biogenes Amin, erhöhen die Durchlässigkeit der Haargefäßwände (Kapillaren) und begünstigen damit den Austritt bestimmter Gewebshormone *(Plasmakinine)* in die Gefäßwand und in das umgebende Gewebe. Andere vermehrt freigesetzte Gewebshormone *(Protaglandine)* erniedrigen die Schmerzschwelle, wirken gefäßerweiternd und erhöhen die Verklumpungsneigung der Blutplättchen. Eine zusätzliche Erniedrigung der Schmerzschwelle erfolgt durch die gemeinsame Wirkung von Serotonin und Plasmakininen. Das Serotonin ist nur vorübergehend vermehrt im Blut nachweisbar mit den genann-

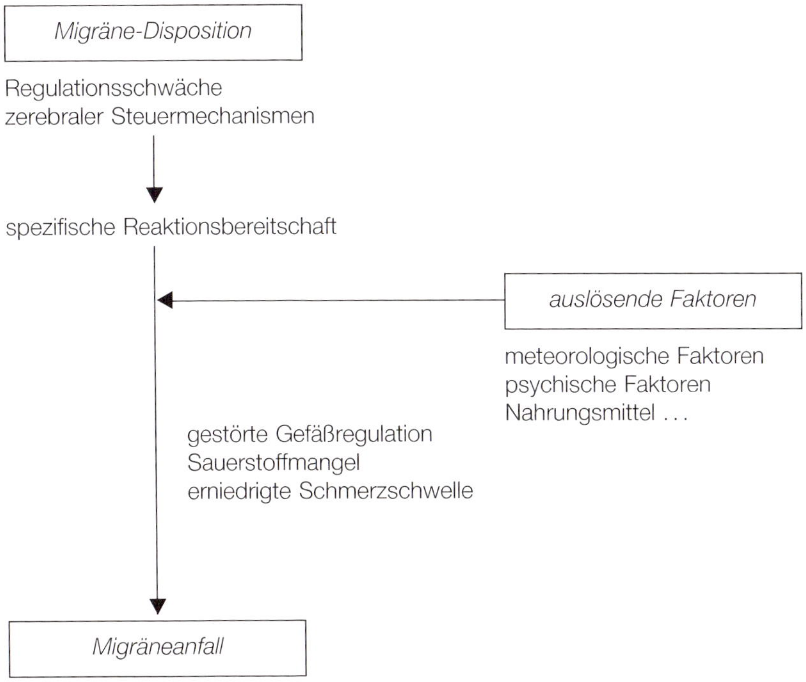

Abb. 11 Das Bedingungsgefüge einer Migräneattacke.

ten Wirkungen. Da es rasch abgebaut und mit dem Urin ausgeschieden wird (wo es während der Migräneattacke dann vermehrt nachweisbar ist), bewirkt der Abfall des Serotoninspiegels im Blutplasma eine Engstellung der kleinen Blutgefäße, eine passive Weitstellung der äußeren Kopfgefäße und eine Kurzschlußbildung zwischen arteriellem und venösem Anteil im Gebiet der Hauptschlagader des Kopfes. Infolgedessen kommt es zu einer unzureichenden Blutversorgung und damit auch zu einem *Sauerstoffmangel* in den entsprechenden Gewebeanteilen des Gehirns.

Diese stark vereinfacht dargestellten Veränderungen während einer Migräneattacke sind nachweisbar und laufen regelhaft ab, wenn der Mechanismus erst einmal in Gang gesetzt wurde. Wodurch und wie dies geschieht, ist aber noch nicht geklärt. Einige Forscher vermuten einen migränespezifischen Freisetzungsfaktor für Serotonin. Wieder andere nehmen an, daß das Blutgefäß selbst und seine Regulation die Ursachen sind. Unabhängig davon, ob diese Veränderungen ursächliche oder nur mitwirkende Bedeutung haben, sind sie wichtig zur Entwicklung von Therapiestrategien, seien es medikamentöse oder nichtmedikamentöse. Das Ziel einer wirksamen Therapie muß darin bestehen, diese Abläufe zu vermeiden (Prophylaxe, Intervalltherapie) oder durch geeignete Gegenregulation zu unterbrechen, wenn sie bereits „ausgeklinkt" sind (attackenkupierende Therapie).

Es ist aber zu vermuten, daß alle diese Veränderungen bereits Folgeerscheinungen sind, daß die eigentliche Ursache in einer zentralen Steuerungsschwäche liegt (Abb. 11). In Gebieten des *Zwischenhirns* (Dienzephalon) werden die Grundfunktionen des Körpers, wie z. B. Hunger – Sättigung, Schlaf-Wach-Rhythmus, Kreislaufregulation ... gesteuert, werden über viele Querschaltungen mit anderen Hirnzentren Signale zu den Körperorganen gesendet und von dort empfangen. Ein Hinweis darauf, daß nicht nur gefäßeigene Funktionen gestört sind, son-

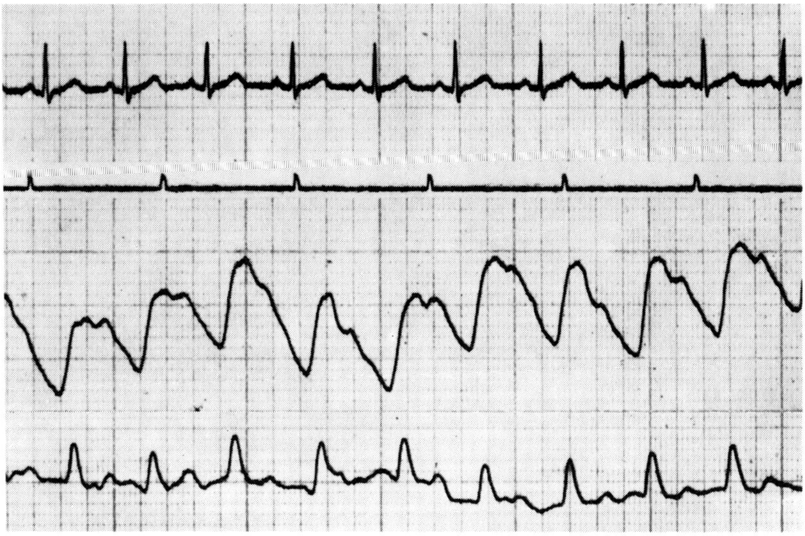

Abb. 12 Darstellung der Blutvolumenänderung und der Gefäßelastizität mit der Methode der Rheo-Enzephalographie (REG). Kurvenbild während einer rechtsseitigen Migräneattacke. Die Kurve der rechten Hirnhälfte ist höher (von oben nach unten: EKG, REG der rechten Hirnhälfte, REG der linken Hirnhälfte).

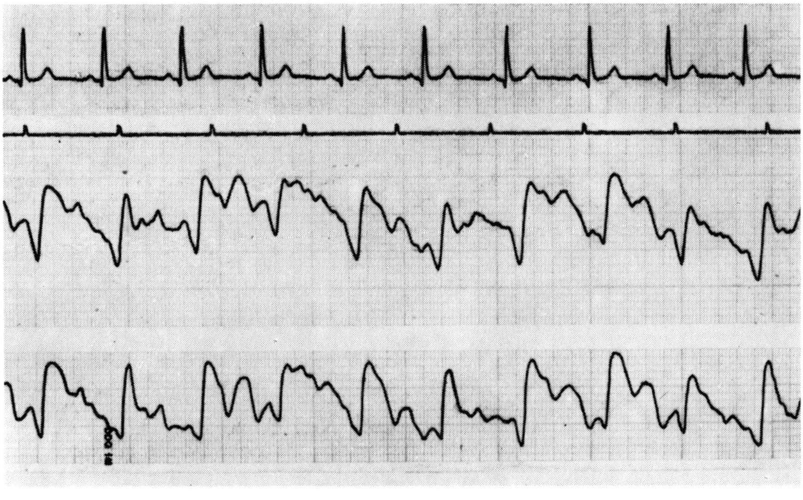

Abb. 13 REG-Kurve eines 20jährigen Mädchens mit Kopfschmerzen. Labiles Kurvenbild mit variablen Kurvenformen beidseits.

dern zentralnervöse, ist die Tatsache, daß bei vielen Menschen mit Migräne und ebenso mit gewöhnlichem Kopfweh weitere vegetative Grundfunktionen leicht störbar sind.

Wodurch kann eine Migräneattacke ausgelöst werden?

Während wir die eigentlichen Ursachen für eine Migräne noch nicht genau kennen, sind uns doch eine ganze Reihe von Faktoren bekannt, die eine Attacke auslösen können, wenn eine Disposition, also eine Bereitschaft zur Migräne besteht. Dies können sowohl körpereigene als auch äußere Faktoren sein. Wenn der Betroffene „seine Auslöser" kennt, kann er sie – wenn möglich – meiden und damit auch Kopfschmerzattacken verhindern. Leider gibt es aber auch eine ganze Reihe solcher Auslöser, die nicht beeinflußbar sind, auch wenn wir sie kennen, wie z. B. klimatische Einflüsse. Viele Migräniker finden allerdings trotz sorgfältiger Beobachtung keine offensichtlich auslösenden Faktoren und können daher auch nicht prophylaktisch eingreifen. Es sollen hier die wichtigsten bekannten Einflußfaktoren genannt werden:

Ernährungsbedingte (alimentäre) Faktoren

Es gibt chemische Substanzen, die durch Veränderungen an den Blutgefäßen und wahrscheinlich auch über allergische Mechanismen Migräne auslösen können.

Alkohol ist ein wohlbekannter Kopfschmerzprovokateur. Der „Kater" nach durchzechten Nächten ist fast immer mit Kopfschmerzen verbunden. Es reichen oft bereits kleinste Mengen Alkohol, um eine Attacke auszulösen. Das darin enthaltene

Histamin, ein gefäßerweiterndes biogenes Amin, wird auch im Körper selbst in kleinen Mengen produziert. Nach Injektion löst es bei jedem Menschen Kopfschmerzen aus. Bei Migränedisponierten dagegen rufen schon kleinste Mengen klassische Migräneattacken hervor.

Ein weiteres biogenes Amin, das *Tyramin,* kommt im Käse und in anderen Milchprodukten vor. Auch diese Substanz erweitert die Gefäße. Die Wirkung muß, da sehr viele Migräniker nie durch Käse oder Milch Kopfschmerzen bekommen, über einen zusätzlichen allergischen Mechanismus oder eine zusätzliche Stoffwechselstörung wirksam sein. Ähnlich ist es wahrscheinlich auch bei Schokolade, in der *Betaphenylamin* vorhanden ist. Andere Nahrungsmittel wie Zitrusfrüchte, unreife Äpfel, Schweinefleisch (Würstchen) oder fette Speisen können über einen *Allergiemechanismus* auslösend wirken. Diese Nahrungsmittel enthalten eine Substanz (Allergen), dem gegenüber manche Menschen empfindlich sind und mit der Bildung von Antikörpern reagieren. Kommen diese Menschen wieder mit den Allergenen in Berührung, werden klinische Symptome provoziert. Dies können Kopfschmerzen sein. Andere allergische Reaktionen können in Form von Hautveränderungen, Asthma oder Heuschnupfen auftreten. Meist findet sich bei einem Menschen nur eine ganz bestimmte Form einer körperlichen Reaktion, in Ausnahmefällen jedoch werden verschiedene Organsysteme gleichzeitig von unterschiedlichen Substanzen provoziert. So hatte ein Patient als Kind Asthma, wahrscheinlich durch Katzenhaar, bekam nach Genuß von Erdbeeren und nach Kontakt mit einem chemischen Lösungsmittel juckende Hauterscheinungen, und Käsegenuß verursachte Migräne. Auch *Kaffee und Tee,* bei vielen als wirksame Therapeutika geschätzt, können in bestimmten Fällen migräneauslösend wirken. Beim Genuß größerer Mengen ist dies über Blutgefäßveränderungen und Blutdruckänderungen erklärbar, bei kleinen Mengen sind es wahrscheinlich auch hier allergische

Mechanismen. Ein *Mangel an Nahrungszufuhr* kann ebenfalls Migräne provozieren. Sinkt nach längerer Nahrungskarenz der Blutzuckerspiegel unter die individuell tolerierten Werte (Hypoglykämie), reagieren viele Menschen mit Kopfschmerzen. Diese werden z. B. durch beabsichtigte Karenzen bei Schlankheitskuren ausgelöst, aber auch durch ungenügende Nahrungszufuhr bei schwerer oder ausdauernder körperlicher Betätigung. Bei vegetativ Labilen kann es auch morgens nach der nächtlichen Nahrungskarenz zu solchen hypoglykämischen Zuständen mit Schweißausbruch, Gereiztheit, Kopfschmerzen, Heißhunger kommen. Während diese Symptome nach Nahrungszufuhr rasch abklingen, läuft eine dadurch ausgelöste Migräneattacke dann gesetzmäßig ab.

Hormone

Weibliche Hormone spielen für die Migräne eine wichtige Rolle. Wir erwähnten bereits, daß im Kindesalter etwa gleich viele Knaben und Mädchen an Migräne leiden, daß sich diese jedoch beim größten Teil der Knaben im Pubertätsalter verliert, während sie bei vielen Mädchen während dieser Zeit beginnt. Etwa bei der Hälfte der Frauen mit Migräne bestehen Beziehungen zwischen dem monatlichen Zyklus und ihren Kopfschmerzattacken mit einer Häufung in der Zeit der Regel. Während der Schwangerschaft (meist ab dem 3. Monat) werden nur selten Migräneattacken angegeben. Allerdings kann in vereinzelten Fällen auch eine Schwangerschaft zum Beginn einer Migränelaufbahn führen. Ein Zusammenhang zu den *Östrogenen* wird auch dadurch deutlich, daß viele durch die Einnahme von ovulationshemmenden Hormonen (Pille) eine Änderung ihrer Attacken bemerken, sei es in einer wesentlichen Minderung bis zum Verschwinden der Migräne, sei es aber auch in einer Verstärkung. Da dies auch von der Zusammensetzung der Ovulationshemmer abhängt, muß es mit dem Gynäkologen besprochen werden. Im Klimakterium wandelt sich häufig der Charakter der Migräne. In einigen wenigen Fällen kommt es zu einer Verstärkung, meist jedoch zu einem allmählichen Nachlassen. In der Menopause tritt Migräne nur noch sehr selten auf.

Physikalische Faktoren

Es gibt eine Reihe von atmosphärischen Faktoren, die zu Migränezuständen führen können. Dazu gehören Gewitter, Föhn, niedriger Luftdruck oder heißes, trockenes Wetter.

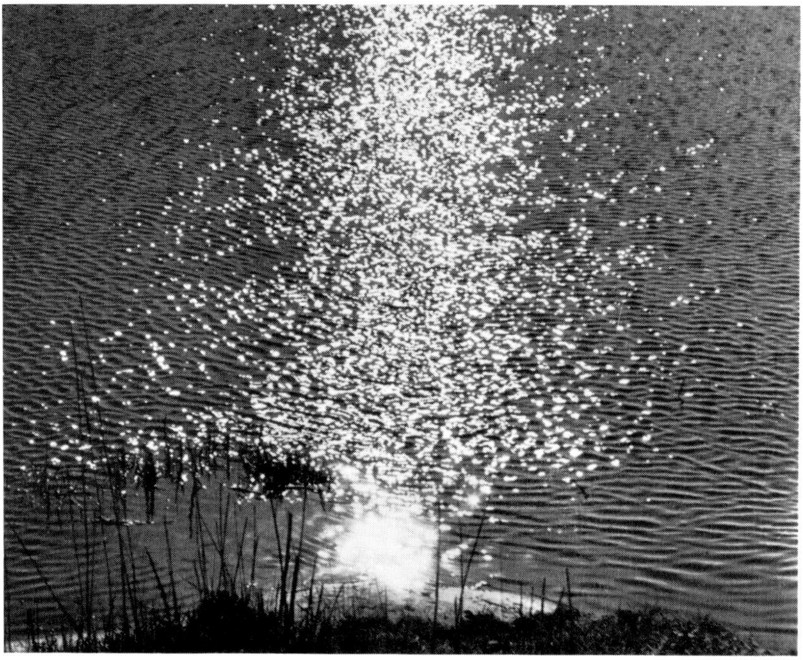

Abb. 14 Migräneattacken können durch Lichtreize wie z. B. glitzernde Wasser- oder Schneeflächen ausgelöst werden (photogene Migräne).

Auch Lichteinflüsse spielen eine Rolle. Bei diesen recht häufigen Fällen spricht man von einer photogenen Migräne. Eine typische ophthalmische Migräne wird durch Lichtreize, meist durch wechselndes Licht provoziert, z. B. durch glitzernde Wasser-, Eis- oder Schneeflächen oder bei einer Fahrt durch eine sonnenbeschienene Baumallee. Auch beim Laufen an einem Lattenzaun entlang oder beim Fernsehen und bei Neonbeleuchtung, also überall dort, wo ein oft unmerkliches Flackern zum optischen Reizfaktor wird, kann eine Migräne auftreten.

Ebenso wird in manchen Fällen durch verbrauchte Luft in engen Räumen (Sauerstoffmangel bzw. erhöhtes Angebot an Kohlendioxyd) und Zigarettenrauch eine Migräne ausgelöst.

Bekannt ist auch, daß direkte Sonnenbestrahlung des Kopfes zu Migräne führen kann. Besonders davon betroffen sind Menschen, die eine Gehirnerschütterung überstanden haben.

Migräne bei Reisen

Das Reisen, sei es im Auto, im Flugzeug oder in der Eisenbahn, ist an sich belastend, besonders jedoch für Menschen mit entsprechenden Unverträglichkeiten. Ein hohes Angebot an Umweltreizen, ein gestörter Tagesrhythmus, unregelmäßige Nahrungsaufnahme und Schlafdefizit kommen hinzu, so daß das Auftreten einer Migräne begünstigt wird.

Verletzungen des Kopfes und der Halswirbelsäule

Durch mechanische Verletzungen wird nur bei wenigen Menschen eine Migräne hervorgerufen. Aber es ist schon möglich, daß durch eine Gehirnerschütterung oder ein sogenanntes Peitschenschlag- oder Schleudertrauma der Halswirbelsäule (HWS) eine Migräneattacke ausgelöst wird. Bei vorhandener Bereitschaft kann die „Migränelaufbahn“ eines Menschen dadurch beginnen. Für spätere Attacken sind dann solche Anlässe nicht mehr erforderlich; die Migräne wurde dadurch gebannt.

Erschütterungen oder Belastungen des Kopfes

Befragungen ergaben, daß bestimmte sportliche Übungen zu Kopfschmerzen führen können und bei entsprechender Disposition auch zu Migräne. Besonders bei Kopfstand, Rolle, intensivem Hüpfen, Kopfbällen beim Fußball oder bei Stauchungen der Wirbelsäule ist dies der Fall. Auch Kopfsprünge ins Wasser können Kopfschmerzen provozieren. Solche Mechanismen sollten gezielt gesucht werden, wenn nach sportlicher Betätigung Kopfschmerzen auftreten. Keinesfalls aber sollte man daraus ableiten, generell keinen Sport mehr zu treiben.

Kreislauf- und Stoffwechselstörungen

(siehe Kapitel „Gewöhnliches Kopfweh")

Psychische Faktoren

Neben den genannten körperlichen Auslösern für eine Migräne spielen psychische eine überaus große Rolle. Diese psychischen Faktoren können einerseits aus der Umgebung stammen, also aus objektiver Überforderung, hoher Streßbelastung durch Umweltreize wie Lärm, grelles Licht usw., aber auch aus Konfliktkonstellationen, die sich durch einen wenig verständnisvollen Partner oder andere Familienmitglieder ergeben und vielleicht sogar im Zusammenhang mit häufigen Migräneattacken stehen. Daneben gibt es aber streßbegünstigende und damit auch kopfschmerzauslösende Faktoren, die in der Persönlichkeit bzw. in der Konstitution des einzelnen liegen. Die Verhaltensweisen eines Menschen, seien es körperliche oder seelische, erzeugen bei den Mitmenschen Reaktionen. Dadurch werden unbewußt Stimmung, Gefühle, Empfinden, Wollen, Antrieb . . . beeinflußt. Ein lobendes Wort, eine liebe Geste vermag einen für den ganzen Tag beschwingt und heiter, ja glücklich zu stimmen; eine Enttäuschung ruft eine Mißstimmung hervor, die wochenlang andauern kann und eine schwere Belastung darstellt.

Nicht jeder Mensch ist von der Umwelt gleich stark abhängig. Mancher ist in seiner Grundstimmung, seinem Antrieb, seinem Fühlen so stabil, daß äußere Einflüsse sich kaum auswirken. Andere lassen sich schon durch ein unfreundliches Wort erschüttern, nehmen alles persönlich oder sie sind in ihren Stimmungen stark von äußeren Faktoren abhängig oder brauchen ständig Antrieb von außen.

Parallel zur Änderung des seelischen Befindens ist auch das körperliche beeinflußbar, da das vegetative Nervensystem sehr fein auf seelische Veränderungen reagiert, z. B. bei Freude mit Beschleunigung der Herzfrequenz (es klopft das Herz), bei Spannung oder Angst mit Schweißausbruch und kalten Händen. Bei andauerndem Streß oder ungewohnten Belastungen können dann auch permanente Störungen von Körperfunktionen auftreten wie Schlafstörungen, Magenbeschwerden, Herzschmerzen, Kopfschmerzen. So sind also körperliche und seelische Funktionen eng gekoppelt.

Mitunter verselbständigt sich eine Funktionsstörung auch, d. h. nach Beendigung der auslösenden Situation bleiben die körperlichen Beschwerden bestehen oder treten schon bei sehr geringen alltäglichen Umweltreizen wieder auf. Es ist eine Reflexbahnung eingetreten, die sich nur allmählich wieder verliert oder mit Hilfe psychotherapeutischer Methoden wieder „ausgeschliffen" werden muß.

Als psychische Faktoren sind zu nennen:

- Erwartungsspannung, z. B. eine freudige Erregung, ein lang erwarteter Besuch, eine Reise, eine Feier (Kindergeburtstag, Weihnachten ...), aber auch ein subjektiv unangenehmes Ereignis, eine schwierige Prüfung, ein freier Diskussionsbeitrag oder ein sonstiger „Auftritt".
- Entspannung nach einem mit Spannung erwarteten Ereignis oder nach einer körperlichen oder geistigen Anstrengung.
- Konflikte, Auseinandersetzungen im beruflichen oder privaten Bereich, ständiger Leistungsdruck (Streß).

Besonders problematisch ist es, wenn die Menschen der Umgebung wenig Verständnis für die Migräne haben, wenn sie womöglich abfällige Bemerkungen über den Rückzug der Betroffenen während einer Attacke machen, zumal die Attacken bei manchen durch Erwartungsspannung vor oder während einer besonderen Situation wie bestellt kommen (Prüfung, Wettkampf usw.). Häufiger wirkt erst die nachfolgende Entspannung migräneprovozierend. Da der Migräniker oft weniger leistungsfähig ist, als er es selbst gern möchte, entstehen für ihn zusätzliche Konflikte. Diese führen aber oft zu einer Frequenzzunahme der Migräneattacken. So kommt es naturgemäß zu einer wechselseitigen ungünstigen Beeinflussung. Zu den von außen kommenden Konflikten, seien es eheliche, familiäre, nachbarliche oder berufliche, kommen die durch eigenes Fehlverhalten, Selbstvorwürfe, herabgesetzte Leistungsfähigkeit, gemindertes Wohlbefinden.

Ist Migräne vererbbar?

Wissenschaftliche Untersuchungen haben bestätigt, was man aus dem Umgang mit an Migräne Leidenden weiß: Zu einem hohen Prozentsatz haben Familienangehörige ebenfalls Migräne. Eine eigene Untersuchung bei Kindern ergab, daß 87 % der Knaben und 76 % der Mädchen Familienangehörige mit Migräne hatten. Es gibt regelrechte „Migränefamilien", in denen über mehrere Generationen die direkten Vorfahren, aber auch deren Geschwister Migräne haben oder eine Zeitlang hatten.

Nun kann man von einer familiären Häufung aber nicht automatisch auf Vererbung schließen. Bei Verhaltensweisen wird es im Einzelfall oft nicht möglich sein, gelerntes und genetisch Programmiertes zu differenzieren, es sei denn, das Kind hatte keinen Kontakt zum Erzeuger. Bei der Migräne hat man versucht, durch Zwillingsuntersuchungen den Einfluß erblicher Faktoren zu belegen. Alle Studien stimmen darin überein, daß bei eineiigen Zwillingen eine etwa doppelt so hohe Übereinstimmung bezüglich der Migräne besteht wie bei zweieiigen. Die Ergebnisse weisen darauf hin, daß ein genetischer Faktor bei der Migräne besteht, aber nicht als einfacher rezessiver oder gar dominanter Erbgang, sondern daß eine multifaktorielle, auf mehreren Genen basierende Erbkombination übertragen wird und daß offensichtlich auch noch andere Faktoren die Disposition zur Migräne beeinflussen.

Da inzwischen bewiesen ist, daß die Migräneattacke einem bestimmten Reaktionsmuster folgt, das auch in seinem Ablauf nachweisbar ist, kann man es als überholt betrachten, daß Migräne eine abgeschaute oder als bequeme Ausweichreaktion antrainierte Verhaltensweise ist. Hier sollte man korrekt Ursachen und mögliche Auslöser einer Migräne trennen und sie aus der Schublade „psychische Störung" holen, in die sie auch noch von manchen Ärzten hineingepackt wird (s. Kapitel „Auslösende und verstärkende Faktoren").

Migräne und Epilepsie

Landläufig werden alle plötzlich auftretenden Krankheitssymptome als „Anfall" bezeichnet. Da gibt es Herzanfälle, Gallenanfälle, Ohnmachtsanfälle, tetanische Anfälle, Migräneanfälle, epileptische Anfälle ...

Dem Arzt gegenüber sollten Sie jedoch stets eine genaue Beschreibung eines aufgetretenen „Anfalls" zu geben versuchen, was die genaue Beobachtung des Zustandes bei sich oder anderen voraussetzt. So ist von Bedeutung, ob der Betroffene bei vollem Bewußtsein ist, ob und welche Muskeln zittern oder krampfen, ob sich Körperteile oder der ganze Körper dabei bewegen, ob man steif oder schlaff liegt, ob die Hautfarbe blaß oder gerötet ist, ob irgendwelche Schmerzen bestehen und welchen Charakter diese haben, wie das Verhalten und Befinden ist, usw. So wird der Arzt besser in die Lage versetzt, das Geschehene richtig einzuordnen, denn nicht umsonst sagt man, daß eine sorgfältige Anamnese schon die halbe Diagnose ist.

Trotz der genauen Beschreibung ist es nicht immer möglich, sofort eine Diagnose zu stellen, weil es untypische Verläufe oder auch Übergänge zwischen verschiedenen Krankheitsbildern gibt. Deshalb werden ergänzende Untersuchungen durchgeführt. Eine den Patienten nicht belastende und völlig unschädliche Untersuchung ist das Anfertigen eines Hirnstrombildes (Elektroenzephalogramm = EEG). Mit dem Kurvenbild kann ein darin erfahrener Arzt die Diagnose stützen oder entkräften. Da

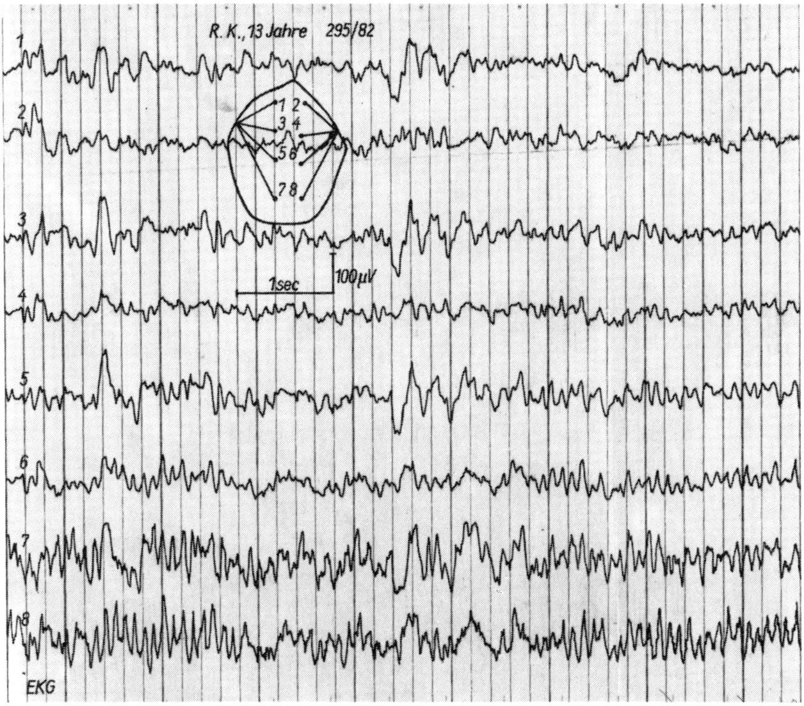

Abb. 15 Elektroenzephalogramm (EEG) einer 32jährigen Frau mit klassischer Migräne. Das Kurvenbild zeigt über allen Hirnregionen beider Hirnhälften höhere und steilere Wellen als normal (Spitzenpotentiale), wie sie auch bei Menschen mit epileptischen Anfällen auftreten können.

die meisten Kurvenbilder jedoch unspezifisch sind, läßt sich eine diagnostische Zuordnung stets nur vom behandelnden Arzt in Verbindung mit dem klinischen Bild vornehmen.

Viele Menschen mit Migräne haben ein auffälliges EEG. Die meisten dieser Veränderungen beziehen sich auf eine erhöhte Erregbarkeit bzw. Labilität der sogenannten subkortikalen Strukturen, in denen die vegetativen Funktionen gesteuert werden. Es gibt aber auch Veränderungen, die denen bei Epilepsie ähneln und als *„erhöhte Anfallsbereitschaft“* interpretiert werden. Mit diesen Reaktionsformen im EEG haben sich Wissenschaftler eingehend beschäftigt. Diese Veränderungen, die bei ca. 20% der Migräniker vorhanden sind, sind nicht krankheitsspezifisch und zeigen lediglich, daß das Hirn zu periodischen Entladungen neigt, die sich klinisch in ganz unterschiedlicher Form zeigen können, beim einen als Migräneattacke, beim anderen als epileptischer Krampfanfall. Da ein solches EEG-Muster oft ererbt wird (es gibt Familienuntersuchungen zur Migräne, wo mehrere Familienmitglieder parallel zum klinischen Migränebild gleiche EEG-Bilder zeigen), kann man es als Normvariante auffassen, so wie man auch äußere Merkmale ererbt. Es hat also keinen Krankheitswert. Es ist unnötig, den Träger solcher Veränderungen vielen Untersuchungen zur Klärung der Ursachen zu unterziehen. Und es ist ebenso unnötig, „Kurvenkosmetik“ mit antiepileptischen Medikamenten durchzuführen, weil man meint, es handle sich um einen Epileptiker.

Wenn sich der Arzt bei Migräne zu einer Therapie mit Antiepileptika entschließt, dann geschieht dies bei besonders häufigen und heftigen Attacken, also nach klinischer Indikation, nach wenig erfolgreicher Gabe anderer Migränemedikamente aus der Erfahrung heraus, daß diese Mittel bei Migräne wirksam sein können.

Eine Unterscheidung der verwandten Reaktionsformen des Gehirns ist deshalb wichtig, weil es immer wieder Mißverständnisse gibt. Ein Mensch mit Migräne unterliegt keinen beruflichen oder sonstigen Beschränkungen, abgesehen von denen, die er sich selbst in Kenntnis seiner Belastbarkeit auferlegen sollte. Es ist also unbegründet, ihm wegen seines EEG-Befundes etwa die Fahrerlaubnis vorzuenthalten oder ihm das Erlernen bestimmter Berufe zu verweigern, wie dies bei hirnorganischen Anfällen nötig ist.

Kopfschmerz und Tetanie

Die typischen Zeichen eines tetanischen Syndroms sind zeitweilige Muskelverkrampfungen (Wadenkrämpfe), Mißempfindungen der Haut, besonders als Kribbeln im Gesicht oder an den Händen, Engegefühl am Hals und im Brustkorb und die daraus entstehende Erstickungsangst. Beim klassischen tetanischen Anfall kommen dazu sichtbare Verkrampfungen der Hände (Pfötchenstellung) und evtl. auch der Füße, Kältegefühl sowie Zittern am ganzen Körper.

Diese klassische Symptomatik ist selten. Ausgelöst werden kann sie bei Disponierten durch schnelleres und tieferes Atmen als gewöhnlich (Hyperventilation), z. B. bei körperlicher Anstrengung, innerer Erregung, Angst oder auch ohne einen solchen Anlaß.

Häufiger sind unspezifische Symptome wie rasche geistige und körperliche Ermüdbarkeit, verringerte Leistungsfähigkeit und Spannkraft, Reizbarkeit, innere Unruhe, Neigung zu kalten Händen und Füßen, Kopfschmerzen, Schlafstörungen. Solche Symptome werden aber auch von Menschen mit chronischen Kopfschmerzen angegeben. Dies ist damit zu erklären, daß diese Symptome aus einer größeren Störbarkeit, einer Irritabilität bestimmter zentraler Steuerungssysteme für diese vegetativen Funktionen im weitesten Sinne entstehen. Bei einem Teil dieser Menschen stehen Störungen der Gefäßregulationen mit dem klinischen Symptom *Kopfschmerz* im Vordergrund, bei einem anderen Teil sind es Störungen im Elektrolythaushalt (Kalzium, Magnesium) mit neuromuskulärer Übererregbarkeit.

Bestehen bei einem Menschen Beschwerden, die sich sowohl dem einen als auch dem anderen Beschwerdebild zuordnen lassen, handelt es sich nicht um zwei voneinander unabhängige Störungen des Wohlbefindens, sondern um eng zusammenhängende. Abgesehen von der eventuell nötigen Gabe der o. g. Substanzen bei tetanischen Zeichen ist auch die Lebensführung und die Therapie im weiteren Sinne die gleiche.

Gibt es eine Migränikerpersönlichkeit?

Die z. T. immer noch existierenden Klischeevorstellungen über Migräne stammen aus dem vorigen Jahrhundert. Meist waren es Damen der gehobenen Gesellschaftsschichten, die sich bei passender Gelegenheit in einen Migräneanfall oder auch in eine Ohnmacht flüchteten. Man brachte also den Kopfschmerz mit wenig belastbaren, hysterisch strukturierten Frauen, die zum Ausweichen vor Schwierigkeiten neigen, in Beziehung. Eine solche Einstellung ist auch heute noch gelegentlich zu beobachten. Und da man es einem Menschen nur selten ansieht und ja auch sonstige objektive „Beweise" nicht beizubringen sind, kommt es schon vor, daß man vom Partner oder Vorgesetzten wenig Verständnis, sondern unter Umständen Unmut erntet.

Wenn man als Arzt viele Jahre Menschen mit Kopfschmerzen kennt, stellt man doch eine Reihe von körperlichen und psychischen Eigenschaften und Verhaltensweisen fest, die beim Migräniker und anderen an Kopfschmerz Leidenden häufiger vorkommen als beim Durchschnitt der Bevölkerung. Beginnen wir mit der äußeren Erscheinung, der *körperlichen Konstitution:* Bei Menschen mit Neigung zu Kopfweh sind die schlanken Typen häufiger. Oft besteht eine *Bindegewebsschwäche* mit schwach ausgebildetem Halteapparat der Wirbelsäule. Dadurch kann es zu Überlastungserscheinungen der Gelenke und auch

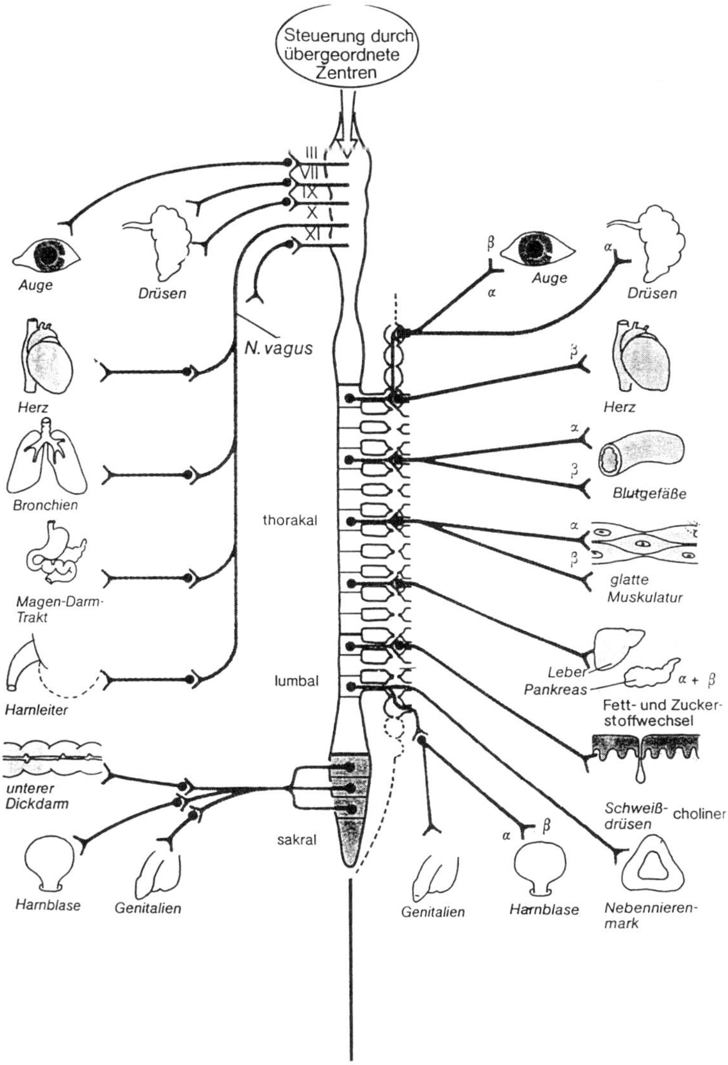

Abb. 16 Schematische Darstellung des vegetativen Nervensystems: Links der parasympathische Teil, rechts der sympathische Teil. Die meisten Organe des Körpers werden sowohl durch den sympathischen wie durch den parasympathischen Anteil innerviert. Das ausgewogene Zusammenspiel beider ermöglicht die ungestörte selbständige, „autonome“ Arbeit aller Organe (nach SILBERNAGL und DESPOPOULOS).

zu Blockierungen der kleinen Wirbelgelenke kommen. Außerdem können dadurch, völlig unabhängig von den Kopfschmerzen, Senkfüße, Krampfadern und Hämorrhoiden auftreten.

Wie wir inzwischen wissen, ist ihr *vegetatives Nervensystem* in der zentralen Steuerung seiner Funktionen weniger stabil. Es ist leichter aus seiner Balance zu bringen, sei es durch Umweltreize wie Temperatur, Lärm, psychische Belastungen wie Überforderung oder auch körperliche Belastungen infolge Krankheiten oder zu wenig Schlaf. Im einzelnen kann das, auch nach eigenen Untersuchungen, folgende Körperfunktionen betreffen: es besteht eine Störbarkeit von *Kreislauffunktionen* mit Neigung zu Ohnmachten bei längerem Stehen, bei großer Hitze oder auch bei körperlichen Eingriffen (Blutentnahme). Reize auf das *Gleichgewichtsorgan,* wie sie z. B. beim Autofahren, Fliegen oder bei Schiffsreisen provoziert werden, werden häufig nicht gut toleriert. Die vegetative Steuerung der *Verdauung* ist ebenfalls störanfälliger, was sich in einem empfindlichen Magen, in Durchfällen bei Aufregung, andererseits aber auch in einer Verstopfung zeigen kann. Ähnlich kann es sich mit der Steuerung der *Blasenfunktion* verhalten. Die Häufigkeit von nächtlichem Einnässen bei Kindern ist deutlich höher als bei Kindern ohne Kopfschmerzbereitschaft. Auch plötzlicher Harndrang bei Aufregung ist zu beobachten. Eine Störbarkeit des *Schlafes* mit Einschlafstörungen, leichtem Schlaf, lautem Träumen ist ebenfalls ein häufiges Symptom. Hier muß man sorgfältig klären, ob es sich um eine vegetative Störbarkeit oder um eine psychische handelt. Menschen mit Kopfschmerzbereitschaft haben eine deutlich höhere *Infektanfälligkeit* und eine sich daran anschließende verzögerte Rekonvaleszenz. Aber auch ohne Infekte neigen sie zu *Temperaturerhöhungen,* z. B. nach intensiver körperlicher Betätigung oder starker Aufregung. Menschen mit Kopfschmerzbereitschaft sind zudem häufiger in ihrer körperlichen *Belastbarkeit* eingeschränkt. Sie ermüden rascher, brauchen auch häufiger einen Nachschub an Energie (das gleiche gilt für die geistige Belastbarkeit). Besonders bei Schulkindern wird deutlich, daß die Konzentrationsfähigkeit nachläßt, wenn nicht ein Pausenbrot zur Verfügung steht. Eine ungenügende Regulationsfähigkeit des *Blutgefäßsystems* zeigt sich auch rein äußerlich: Menschen mit Kopfschmerzbereitschaft neigen zu kühlen Händen und Füßen sowie zum Schwitzen, besonders der Handinnenflächen bei Aufregung oder zum sogenannten Dermographismus. Hierbei kommt es spontan bei Aufregung oder auch beim Streichen der Haut zu roten Flecken oder Streifen. Als weitere körperliche Symptome kann der Arzt weite Pupillen und eine nervale *Übererregbarkeit* beim Prüfen bestimmter Reflexe feststellen.

Durch unsere Untersuchungen konnte ebenfalls bestätigt werden, daß Menschen mit Kopfschmerzen stärker *erregbar,* reizbarer und nervöser sind als der Bevölkerungsdurchschnitt. Sie neigen mehr zu *Ängstlichkeit,* sind emotional labiler und dadurch auch stärker umweltabhängig, so daß sie nur über eine verminderte Mißerfolgstoleranz verfügen. Wir möchten daraus den Schluß ziehen, daß diese Symptome einerseits aus den häufigen und subjektiv heftigen Kopfschmerzen sowie aus der genannten vegetativen Hintergrundsymptomatik resultieren, durch die das Wohlbefinden und die Leistungsfähigkeit beeinträchtigt werden. Andererseits sind diese Symptome aber auch wieder Ursache der Beschwerden oder lösen sie zumindest aus. Die genannten psychischen Merkmale und Auffälligkeiten (rasche Ermüdbarkeit, Schlafstörungen, Konzentrationsschwäche) sind als Ausdruck der Irritierbarkeit und der Regulationsschwäche vegetativer Zentren des Hirnstamms bzw. als deren Folgen auf psychischem Gebiet zu deuten. Viele der „psychischen Beschwerden“ sind also primär funktionell-vegetativ und damit letztlich körperliche Schwächen und Minderleistungen, welche die Belastbarkeit des Menschen bereits bei üblichen Umwelteinflüssen vermindern und ihn dadurch für psychische Fehlentwicklungen anfälliger machen.

Erfahrene Ärzte und Schriftsteller, die ihre Um- und Mitwelt meist sehr genau beobachten, beschreiben Menschen, die unter Migräne leiden, oft als überkorrekt, als außerordentlich *gründlich,* mit einer Neigung zum Perfektionismus. Aus langjähriger Erfahrung mit Kopfschmerzpatienten können wir dies bestätigen. Sie sind auch im Verhältnis zum Arzt meist besonders *zuverlässig* und korrekt. Man kann bei den meisten eine sehr sorgfältige, geradezu perfekte Aufzeichnung ihrer Attacken feststellen, aber auch eine große Gründlichkeit im Alltag, mitunter einen Hang zum *Zwanghaften,* Überkontrollierten. Darüberhinaus sind diese Menschen häufig sehr *sensibel* mit nachhaltiger und tiefer Erlebnisfähigkeit. Andererseits sind sie leichter zu verunsichern und zu *kränken.* Sie können Unrecht, das ihnen oder anderen zugefügt wurde, schwerer verarbeiten und vergessen. Sie „fressen die Probleme in sich hinein", ohne sie aktiv zu bewältigen. Dadurch kommt es dann mitunter, wenn mehrere – selbst unbedeutende – Ereignisse zusammentreffen, zu scheinbaren Problemen, die Kopfschmerzen oder andere psychosomatische Beschwerden auslösen können. Migräniker sind im allgemeinen fleißige, *strebsame* Menschen, die äußerst zuverlässig ihre tägliche Pflicht erfüllen. Den meisten fällt es schwer, sich zu entspannen. Oft *überfordern* sie sich selbst, begeben sich an den Rand ihrer Belastbarkeit. Durch Überempfindlichkeit gegenüber Umwelteinflüssen und Erwartungsangst vor neuen Situationen kann die Leistungsfähigkeit vorübergehend, besonders in Streßsituationen, z. B. Prüfungen, beeinträchtigt sein. Die Dauerleistungen sind aber durch kontinuierlichen Arbeitsstil, willentliche Steuerung und Ehrgeiz stabil.

Haben Migräniker eine hysterische Persönlichkeitsstruktur?

In der älteren Literatur wird immer wieder die Kombination Migräne und Hysterie erwähnt. Eine Ursache mag darin liegen, daß man einerseits bei der Migräne nur wenige „objektive“ medizinische Befunde erheben konnte und daß man andererseits dieses Symptom als gesellschaftlich mehr oder weniger akzeptierte Ausrede bei lästigen Verpflichtungen benutzte. Was die Kombination aber besonders plausibel machte, ist, daß tatsächlich manche Migräniker zu einer Übertreibung der Beschwerden neigen, sicher aus dem Unverständnis der Umgebung heraus.

Was ist Hysterie? Dieser Begriff ist im normalen Sprachgebrauch fast ein Schimpfwort, und auch viele Ärzte gebrauchen ihn nicht korrekt. Landläufig werden solche Menschen als hysterisch bezeichnet, die sich gern in den Mittelpunkt stellen, die mehr gelten möchten, als sie sind, die mit wenig Anstrengung Erfolg haben möchten und es dabei mit der Wahrheit nicht so genau nehmen, zumal sie meist über viel Phantasie verfügen. Andererseits versteht man darunter exaltierte Menschen, die sich durch geringste Anlässe aus dem Gleichgewicht bringen lassen, sich nicht beherrschen können, ihre leicht entflammbaren Gefühle vor sich hertragen. Schließlich gelten auch Menschen als hysterisch, die Schwierigkeiten ausweichen, sich in eine Krankheit flüchten und Unangenehmes rasch verdrängen können. Von alledem trägt ein Hysteriker etwas in sich, er muß jedoch keineswegs negativ auffällig sein, sondern kann sich bei guter Intelligenz und gar künstlerischer Begabung als ein recht amüsanter und angenehmer Mitbürger erweisen.

Was ihn für den Arzt interessant macht, ist seine Fähigkeit, sich in Situationen zu versetzen, die er dann nicht nur als Rolle „spielt“, sondern die er „lebt“. So kann er sich eine Krankheit suggerieren oder einzelne Symptome „wirklich“ empfinden. Man kann einen Menschen in einem solchen Falle nicht der Lüge bezichtigen. Er ist kein Simulant, der dem Arzt bewußt falsche Angaben macht. Für ihn haben sich die Tatsachen subjektiv verändert, weil seine Wunschvorstellungen die Realität verdrängt haben.

Ist nun die Annahme richtig, daß solche Menschen in der Gruppe der Migräniker häufig sind und daß Migränezustände oft auf eine solche Weise ausgelöst werden? Diese Frage muß nach eigenen Erfahrungen mit einer großen Anzahl von Kopfschmerzkranken sowie aufgrund psychologischer Untersuchungen verneint werden.

Vorbeugende Maßnahmen bei funktionellen Kopfschmerzen inklusive Migräne

Der Kopfschmerzkranke leidet nicht an einzelnen Störfaktoren, die den Organismus in dieser oder jener Form beeinflussen, sondern er ist, besonders bei chronischen Schmerzen, in seiner gesamten körperlichen und seelischen Balance gestört.

Die Labilität vegetativer Funktionen und verstärkte Umweltabhängigkeit zusammen mit muskulären Verspannungen und Störungen der Wirbelsäulenfunktion bilden eine Schmerzspirale, ein sich gegenseitig ungünstig beeinflussendes multifaktorielles Geschehen.

Entscheidend für die Therapie ist es nun, die Schwerpunkte der verketteten Ursachen und Folgen bei jedem einzelnen zu finden. Allerdings reicht es nicht aus, eine einzelne Ursache oder lediglich *das Symptom Schmerz* zu therapieren.

Die erfolgreiche Behandlung der Kopfschmerzen ist eine Kunst, die viel individuelles Einfühlungsvermögen durch den Arzt auf der einen Seite, aber auch tatkräftige Mithilfe und Disziplin sowie Ehrlichkeit dem Arzt gegenüber vom Patienten auf der anderen Seite erfordert.

Da die meisten Menschen, die zu Kopfschmerzen neigen, eine körperliche Bereitschaft dazu haben, könnte der Schluß gezogen werden, daß sich nichts weiter dagegen tun läßt, als den Schmerz mit Tabletten zu bekämpfen. Aber das ist ein Irrtum. Gerade weil sie in ihren vegetativen Funktionen zur Steuerung wichtiger Körperfunktionen labil sind (dazu gehört die Regulierung der Hirndurchblutung, die Reaktion der Hirngefäße, der Spannungszustand der Muskeln, die Hautdurchblutung und vieles andere), sollten sie in ihrer Lebensführung disziplinierter als andere einiges beachten. Sie müssen eben für ihr Wohlbefinden etwas tun!

Ziel der Prophylaxe ist es, ihre den Kopfschmerz auslösenden Faktoren zu meiden, um so neue Schmerzzustände zu verhindern. Damit löst sich gleichzeitig auch die Erwartungsangst und Spannung, die ja wiederum den Schmerz mit unterhält.

Allerdings gelingt es damit nur selten, eine völlige Beschwerdefreiheit herbeizuführen. Dies zu wissen ist wichtig, um Enttäuschung und Resignation zu vermeiden. Aber schon eine Stabilisierung der körperlichen Funktionen, seltenere und geringere Kopfschmerzen sind ein lohnendes Ziel. Ungeduld und die ständige Unzufriedenheit mit den vorhandenen Gegebenheiten fördern körperliches Unbehagen. *Sehen Sie jede Besserung des Befindens, die man ohne medikamentöse Therapie erreicht, als einen großen Erfolg an!*

Stabilisierung der Körperfunktionen

Regelmäßige und gesunde Ernährung

Eine besondere Diät ist nicht erforderlich. Übertriebene Hungerkuren, wie sie von Frauen besonders jüngeren Alters zeitweilig veranstaltet werden, verstärken mit Sicherheit Kopfschmerzen und mindern die Leistungsfähigkeit und das allgemeine Wohlbefinden. Eine regelmäßige Nahrungsaufnahme (4 bis 5 Angebote pro Tag) läßt ein Hungergefühl nicht erst entstehen, das einerseits durch den abgesunkenen Blutzuckerspiegel oft Kopfschmerzen provoziert und andererseits wieder durch übermäßige Nahrungszufuhr „bekämpft“ wird.

Wichtig ist mindestens eine warme Mahlzeit am Tag, die Sie möglichst zur gleichen Tageszeit einnehmen sollten, aber nicht erst wenige Stunden vor dem Nachtschlaf.

Haben bestimmte Speisen oder Getränke wiederholt Kopfschmerzen ausgelöst, so sollten diese konsequent gemieden werden. Dies betrifft vor allem Alkohol und besonders Rotwein, der bereits in kleinen Mengen Kopfschmerzen provozieren kann. Nikotin verengt die Blutgefäße und kann über diesen Mechanismus ebenfalls zu Kopfschmerzen führen.

Ausreichender und regelmäßiger Schlaf

Der Schlaf spielt bei allen Störungen von Körperfunktionen, seien sie organischer, psychischer oder rein funktioneller Natur, eine Schlüsselrolle. Ihre individuelle optimale Schlafmenge sollten Sie anstreben. Chronisches Schlafdefizit labilisiert alle anderen Körperfunktionen. Es führt direkt über Dysregulationen am Gefäßsystem und indirekt über größere Streßanfälligkeit, Nervosität, Reizbarkeit, Minderung der geistigen Leistungsfähigkeit zu Kopfschmerzen.

Haben Sie Probleme mit dem Einschlafen, sollten Sie über die Ursachen nachdenken. Bewegen Sie sich zu wenig? Dann sollten Sie noch eine Runde gehen. Wer einen Hund hat, tut dies ohnehin. Meiden Sie auf jeden Fall zu später Stunde anregende Mittel wie Kaffee oder Tee. Aber auch zu einem Alkohol-„Schlaftrunk" sollten Sie nicht zu leichtfertig greifen. Alkohol beeinflußt ebenso wie Schlaftabletten den physiologischen Ablauf des Schlafes und führt dosisabhängig zu Magen-, Leber- und Nervenschäden. Gehören Sie zu den Menschen, die schon ein paar Runden im Sessel geschlafen haben, dann aber im Bett hellwach sind, sollten Sie diese liebgewordenen Gewohnheiten etwas variieren.

Werden Sie nachts mehrmals wach und können nicht wieder einschlafen, ist Gelassenheit das Wichtigste. Denken Sie an angenehme Dinge, kuscheln Sie sich in eine bequeme Schlafhaltung. Wenn sie chronisch zu „leichtem Schlaf" neigen und sich dadurch beeinträchtigt fühlen, trainieren Sie Entspannungsübungen.

Gleichgültig, wie Ihre berufliche Beanspruchung ist und wie Ihre sozialen Gegebenheiten sind, haben Sie wie jeder Mensch Möglichkeiten, ein Minimalprogramm zur körperlichen Gesunderhaltung durchzuführen. Dies ist für jeden Menschen wünschenswert, besonders aber für diejenigen, deren Kreislaufregulation von selbst nur ungenügend funktioniert und bei denen körperliche Beschwerden gelegentlich vorkommen, seien es die hier im Vordergrund stehenden Kopfschmerzen, seien es Symptome wie Schwindel, Ohnmachtsneigung, Herzschmerzen, Kurzatmigkeit oder Herzklopfen bei plötzlichen Belastungen oder ähnliches.

Wesentlich für das regelmäßige Kreislauf- und Muskeltraining ist die Überzeugung des einzelnen, damit seiner Gesunderhaltung und seinem Wohlbefinden zu dienen. Als Grundprinzip sollte Ihnen gelten, möglichst täglich Atmung und Pulsfrequenz für ca. 10 Minuten zu beschleunigen. Gehen z.B. Jugendliche mehrmals in der Woche zur Disco, haben sie diese Forderung schon erfüllt, und es macht auch noch Spaß. Ebenso ist es mit sportlichen Betätigungen in Vereinen, sei es Fußball, Handball, Tennis, Schwimmen, Leichtathletik o.a. Für viele sind Sportgemeinschaften mit Wettkämpfen aber doch zu aufwendig, die meisten haben dafür nicht die nötigen körperlichen Voraussetzungen und auch nicht die Zeit. Immer mehr Menschen machen morgens oder abends einen Dauerlauf, gehen regelmäßig Schwimmen, besuchen 1–2 mal wöchentlich oder wie es eben die Zeit erlaubt ein Fitneßcenter oder sie benutzen einen „Hometrainer".

Alle diese Möglichkeiten kann jeder individuell nutzen und ist damit zeitlich unabhängig. Sehr viele Menschen finden auch an den Wochenenden Freude an intensiver Gartenarbeit. Schließlich nutzen viele den Urlaub zur aktiven Erholung, wobei sich selbst bei einem sogenannten Bildungsurlaub dafür Gelegenheit ergibt. Sie können sich schöne Gegenden durchaus wandernd erschließen. Auch der Wintersport, ein besonders gesunder, den ganzen Körper fordernder Sport, erfreut sich großer Beliebtheit.

Nach anstrengender geistiger Tätigkeit hilft Ihnen ein *Spaziergang,* sich zu entspannen, und natürlich ist er zusammen mit kleinen Kindern eine sehr gute Möglichkeit, deren körperliche und geistige Fähigkeiten gleichermaßen zu fördern. Einen Trainingseffekt für Herz- und Kreislauffunktionen hat er allerdings nur in unzureichendem Maße. Die *Sauna* vereint mehrere gesundheitsfördernde Funktionen. Sie regt das Herz-Kreislauf-System an, fördert die Hautdurchblutung und damit den Stoffwechsel, sie hilft, den Körper zu „entschlacken". Außerdem entspannt sie die Muskulatur, auch psychisch, vor allem bei ausreichender Zeit für die Prozedur einschließlich dem wichtigen Nachruhen. Man fühlt sich danach wie „neugeboren". Da die Muskulatur dabei keine aktive Arbeit verrichtet, reicht die Sauna aber allein nicht aus, den Kreislauf zu trainieren. Ebenso ist es mit *Wechselduschen* (morgens reicht es bei Zeitmangel, sich kalt abzuduschen) und *Bürstenmassagen.* Beides steigert jedoch in hohem Maße die Durchblutung, was bei Menschen mit Neigung zu kalten Händen und Füßen deutliche Besserung bringt. Außerdem kann durch eine zügige *Gymnastik* dieses erstrebte Ziel erreicht werden.

Es gibt also eine große Anzahl von Möglichkeiten, sich gesund und beschwerdearm zu halten, von denen Sie eine Ihnen zusagende finden können. Die konsequente Durchführung ist dann Sache Ihres Willens, der Überwindung Ihrer Bequemlichkeit.

Stabilisierung des seelischen Befindens

Da zwischen körperlichen Funktionen und psychischer Gestimmtheit Wechselbeziehungen bestehen, können Ausgeglichenheit und psychische Stabilität sowohl die Auslösung von

Kopfschmerzen verhindern als auch bestehende Kopfschmerzen günstig beeinflussen. Die vielfältigen psychischen Störungen wurden bei den Auslösemöglichkeiten des Kopfschmerzes ausführlich besprochen.

Ein fertiges Konzept zur Bewältigung gibt es nicht. Jeder muß die Gegebenheiten seines eigenen Charakters, der Belastungsfähigkeit, seiner Neigungen ebenso berücksichtigen wie die Gegebenheiten seiner privaten und beruflichen Umgebung. Wesentlich aber ist, daß Sie darüber nachdenken, was davon eventuell die Beschwerden hervorrufen kann und welche Möglichkeiten bestehen, dies zu ändern. Wenn Sie meinen, etwas ändern zu können oder zu müssen, sollten Sie die Auswirkungen auf die Umgebung einkalkulieren, die auch wieder Rückwirkungen auf Sie selbst haben. Und Sie müssen auch einschätzen, ob die eventuelle Verbesserung des körperlichen Befindens im rechten Verhältnis zu eventuellen Nachteilen auf einem anderen Gebiet steht. Wenn sich z. B. jemand entschließt, aus einer für ihn unerträglich gewordenen Großstadt in eine ländliche Gegend zu ziehen, weil es ihm dort im letzten Urlaub so gut gefallen hat, so muß er gleichzeitig die Konsequenzen in beruflicher Hinsicht und natürlich die Umstellung in einer Reihe von Gewohnheiten berücksichtigen. Es könnten sonst die entstehenden Probleme sogar zu einer Symptomverstärkung führen, denn man kann die auslösenden Mechanismen eben nicht unabhängig voneinander betrachten.

Fallbeispiele

Karin B., Sekretärin in einem Großraumbüro mit großer Hektik, wechselte in ein kleines Familienunternehmen mit angenehmer Atmosphäre, mußte aber ein geringeres Gehalt akzeptieren (und tat dies auch).

Susanne A., beamtete Lehrerin in einer Großstadt, stellte Zusammenhänge zwischen ihren zunehmenden Kopfschmerzen und ihrer beruflichen Tätigkeit fest. Sie komme gut mit Kindern zurecht und habe diesen Beruf bewußt gewählt. Aber in den letzten Jahren habe sich der Schulalltag „verschärft“: Hoher Lärmpegel, Aggressivität, geringe Leistungsmotivation bei den Schülern, Desinteresse bei vielen Eltern. Sie könne nicht mehr abschalten, mache sich auch zu Hause noch Gedanken über einzelne Schüler ... In den Ferien werde sie dann nach wenigen Tagen nahezu beschwerdefrei. Sie entschloß sich nach reiflicher Überlegung zu einem Neubeginn als Sporttherapeutin, leider mit großer finanzieller Einbuße. Ihr Mann unterstützte sie dabei in jeder Beziehung.

Hartmut M. lebt mit einer Frau zusammen, die ihn demütigt. Nachts wartet er oft vergeblich auf sie. Häufig ist sie betrunken und verhöhnt ihn, den Sensblen, Gutmütigen, der eine Trennung nicht schafft. Lieber nimmt er die häufigen heftigen Kopfschmerzen und die Konflikte in Kauf statt eines Neubeginns.

Therapie

Reicht es nicht aus, durch Meiden provozierender Faktoren die Kopfschmerzen so gering wie möglich zu halten, muß man sich zu einer Therapie entschließen.

Bei seltenen Attacken wird man lediglich die aktuellen Beschwerden verringern (s. d.). Treten sie öfter als 3 mal/Monat auf und sind Sie dadurch sehr beeinträchtigt, sollten Sie sich zu einer vorübergehenden Dauertherapie („Intervalltherapie“) entschließen. Dabei können Sie sich für eine medikamentöse oder eine von vielen nichtmedikamentösen Formen entscheiden. Einige der letzteren erfordern von Ihnen einen gewissen zusätzlichen Zeitaufwand und Disziplin. Die Wirksamkeit einer Methode oder eines bestimmten Medikamentes ist für den einzelnen nicht voraussagbar. Auf jeden Fall hängt der Therapieerfolg auch von Ihrer Mitarbeit, nicht zuletzt auch von Ihren

Erwartungen ab. Erwarten Sie eine „Heilung" für alle Zeiten, werden Sie von jeder Therapie enttäuscht sein.

Bei chronischen Schmerzzuständen kann eine Therapie recht schwierig sein, weil aus mehreren bedingenden Faktoren eine Schmerzspirale entstanden ist. Es ist dabei viel individuelles Einfühlungsvermögen durch den Arzt und Vertrauen sowie Ehrlichkeit von seiten des Patienten erforderlich.

Bevor Sie sich einer Therapie unterziehen, sollten Sie sich auf jeden Fall von einem Arzt untersuchen lassen.

Behandlung einer Migräneattacke bzw. akuter Kopfschmerzen

Mitunter reicht es, sich in einen reizabgeschirmten Raum legen und die Attacke „verschlafen" zu können. Ein bewährtes Mittel ist eine kräftige Tasse Kaffee, evtl. mit einem Schuß Zitrone. Versuchen Sie auch das feste Drücken bestimmter Punkte, die Ihnen entsprechend Ihrer Kopfschmerzlokalisation von einem erfahrenen Akupunkteur genannt werden können. Bei manchen hilft Kopfstand.

Oft ist aber doch eine medikamentöse Therapie nötig und hilfreich. Es empfiehlt sich, stets ein Schmerzmittel mit einem Antiemetikum zu kombinieren. Es dient einerseits der Verminderung von Übelkeit und Erbrechen, andererseits verbessert es die während der Migräneattacke herabgesetzte Magen-Darmtätigkeit und fördert somit die Resorption der Analgetika. Man sollte Metoclopramid oder Domperidon 10 bis 20 mg nehmen.

Käme eine Attacke sehr ungelegen, z. B. während einer Dienstreise oder zu Beginn eines Kurzurlaubs, kann man am Vorabend 20–30 mg Domperidon oder 1 g Azetylsalizylsäure schlucken. Bei leichteren bis mittelschweren Attacken empfiehlt es sich zur Schmerzkupierung, Azetylsalizylsäure 500 bis 1000 mg als Brausetablette oder Paracetamol 500 bis 1000 mg als Tabletten oder Zäpfchen zu nehmen.

Bei sehr heftigen Attacken ist Ergotamintartrat 1 bis 2 mg zu empfehlen, möglichst als Aerosol, aber auch als Tablette oder Zäpfchen. Weiß man aus Erfahrung, daß eine Migräneattacke beginnt, sollte man frühzeitig eine ausreichende Menge nehmen.

Allerdings muß man damit sehr sparsam umgehen, da Ergotamine bei Überdosierung (ist individuell sehr variabel!) zu Gefäßkrämpfen mit Durchblutungsstörungen führen können. Außerdem können Kopfschmerzen sowohl durch Ergotamine als auch durch alle Analgetika ausgelöst werden, die man nicht vom ursprünglichen Schmerz unterscheiden kann. Die Folge ist eine Spirale mit immer höherer Medikamentendosis und sich chronifizierenden Schmerzen.

Für Menschen mit seltenen, aber sehr heftigen Migräneattacken, bei denen aus beruflichen Gründen ein möglichst rascher Wirkungseintritt wünschenswert ist, steht neuerdings Sumatriptan, ein Serotoninantagonist, zur Verfügung. Es ist auch besonders geeignet, wenn infolge Erbrechen oder Durchfall andere Präparate nicht angewendet werden können. Es wird dann subkutan injiziert. Da die Wirkung relativ rasch nachläßt, kann es bei länger anhaltenden Attacken zum Wiederauftreten der Kopfschmerzen nach 12–16 Stunden kommen. Mitunter wird die Attacke um einige Stunden verschoben, tritt dann aber wesentlich heftiger als gewöhnlich auf. Wegen des noch sehr hohen Preises kann Sumatriptan nicht die bisherige Therapie ersetzen.

Intervalltherapie

1. Diätetische Therapie

Nahrungsmittel können Migräneattacken auslösen. Man schätzt, daß dies bei etwa 5% der Migräniker so ist. Neben den als Auslöser bekannten Nahrungsmitteln (s. S. 44/45) spielen vermutlich Lebensmittelzusatzstoffe und Konservierungsstoffe eine Rolle. Allergische Mechanismen sind besonders bei solchen Patienten zu vermuten, die gleichzeitig zu anderweitigen Allergien neigen. Hier kann eine Auslaßdiät aus Fleisch (Lamm oder Huhn), Kohlehydraten (Reis, Kartoffeln), Früchten (Bananen, geschälten Äpfeln oder Birnen), Gemüse, Wasser und Früchtetee über 4 bis 6 Wochen versucht werden. Anschließend werden in wöchentlichem Abstand einzelne Nahrungsbestandteile wieder eingeführt. So kann man mit einem Wiederauftreten von Symptomen die „schuldigen" Nahrungsmittel identifizieren und meiden.

Unabhängig davon sind regelmäßige Mahlzeiten zweckmäßig. Kopfschmerzen, die durch Hunger (niedrige Blutzuckerwerte) einerseits oder durch überfüllten Magen nach Nahrungskarenz andererseits provoziert werden können, bleiben aus.

2. Physiotherapie

In der Therapie funktioneller Kopfschmerzen spielt die Stabilisierung der Körperfunktionen eine wichtige Rolle. Hierbei ist das Kreislauf- und Muskeltraining besonders wichtig, da hierdurch die Schmerzentstehung direkt und indirekt vermindert werden kann. Die Wandspannung der Blutgefäße und der Blutdruck sind durch körperliche Konditionierung optimierbar. Die körperliche Belastbarkeit steigt. Mit der körperlichen Stabilität vergrößert sich auch die psychische Belastbarkeit, die Streßtoleranz, nicht zuletzt durch stabilen physiologisch erholsamen Schlaf. Bekannt ist, daß durch Ausschüttung bestimmter Botenstoffe, Transmitter, während der körperlichen Konditionierung die Stimmung gehoben wird. Während oder nach Muskelarbeit aller Art wird man gut gelaunt, heiter. Der Umgang mit sich und anderen wird lockerer, spannungsfreier. Man ist besser in der Lage, Problemen und eventuellen Konflikten zu begegnen. Körperliches Training (z. B. durch Wandern, Radfahren, Tanzen, Leichtathletik, Schwimmen, Aerobic, Skilaufen, Gartenarbeit ...) ist also zusätzlich eine Möglichkeit, das komplizierte Bedingungsgefüge bei Kopfschmerzleidenden zu beeinflussen.

Von den physiotherapeutischen Maßnahmen im engeren Sinne werden Massagen, lokale Wärmeanwendungen und Elektrotherapie angewendet. Alle diese Methoden, ob sie nun mit der Hand des Masseurs, mit altbekannten Hilfsmitteln wie Schröpfköpfen oder mit apparativer Technik, wie z. B. als Ultraschall, Kurzwelle, Diadynamik, Reizstrom, vorgenommen werden, dienen der Durchwärmung bzw. der mehr oder weniger tiefenwirksamen Massage. Bei Menschen mit Muskel- und Bindegewebsschwäche sind neben aktivem Training auch isometrische und isotonische Spannungsübungen wertvoll. Durch Segmentmassagen gelingt mitunter die Unterbrechung einer Kopfschmerzattacke. Menschen mit Kopfschmerzneigung haben häufig eine Muskel- und Bindegewebsschwäche. Wenn die Haltemuskeln entlang der Wirbelsäule wenig kräftig sind, können leichter Fehlhaltungen und auch Blockierungen der kleinen Wirbelgelenke entstehen, wenn man sich „verlegen" oder „verhoben" hat, aber auch bei Dauerfehlbelastungen.

Diese meist mit heftigen Kopfschmerzen einhergehenden Bewegungseinschränkungen sind von geübter Hand rasch zu beheben. Anstelle des ruckartigen Einrenkens ist in den letzten Jahren zunehmend die „weiche Technik" über den muskulären Ansatz oder aber die Akupunktur getreten. Zu häufiges Manipulieren an der Wirbelsäule erhöht die Gefahr immer erneuter Blockierungen.

An die Sauna sollte man, besonders wenn Zeichen vegetativer Labilität und niedriger Blutdruck bestehen, sehr langsam gewöhnt werden, mit langen Zwischen- und Nachruhmöglichkeiten. Menschen mit Kopfschmerzen werden oft unberechtigt von körperlichen Belastungen, sportlicher Betätigung ferngehalten. Wichtig ist es hier, das richtige, individuelle Maß zu finden und eventuelle kopfschmerzprovozierende Betätigungen auszusparen.

3. Transkutane elektrische Nervenstimulaton (TENS)

Es werden elektrische Impulse auf die Haut gegeben. Über eine Wirkung auf die entsprechenden Nerven können Schmerzen vermieden oder gelindert werden. Es handelt sich um eine nichtinvasive, nicht schmerzhafte Methode, mit der die Schmerzschwelle im gereizten Nervengebiet oder sogar insgesamt erhöht werden kann. Weitere Wirkungen beziehen sich auf die Gefäße und Muskeln. Angewendet wird TENS bei Schmerzen des Bewegungsapparates, Nerven- oder Narbenschmerzen, Lumbo-Ischialgie, zentralnervösen Schmerzzuständen, gefäß- und muskelbedingten Schmerzen einschließlich Kopfschmerzen.

Die Reizung erfolgt mit TENS-Geräten über meist 2 Oberflächenelektroden an genau festgelegten Punkten. Ist nach 30 bis 45 Minuten Behandlungsdauer durch den Arzt eine gute Wirkung vorhanden, kann zu Hause mehrmals täglich gereizt werden. Die Geräte werden von den Krankenkassen leihweise kostenlos zur Verfügung gestellt.

4. Akupunktur

Diese Methode zur Bekämpfung von Schmerzen stammt aus dem asiatischen Raum, vor allem aus China, und wird seit mehreren tausend Jahren angewandt. Auf welchem Wirkungsmechanismus die Verbindung der Akupunkturpunkte zu sogenannten Meridianen und deren Zuordnung zu bestimmten Organen beruhen könnte, ist noch immer unbekannt. Viele Akupunkteure suchen diese Punkte beim Patienten durch Tasten oder mit Hilfe von Punktsuchgeräten, da es Stellen mit besonderer Empfindlichkeit sind. Dort werden dann Nadeln aus Edelstahl, Silber oder Gold mehrere Millimeter tief eingesto-

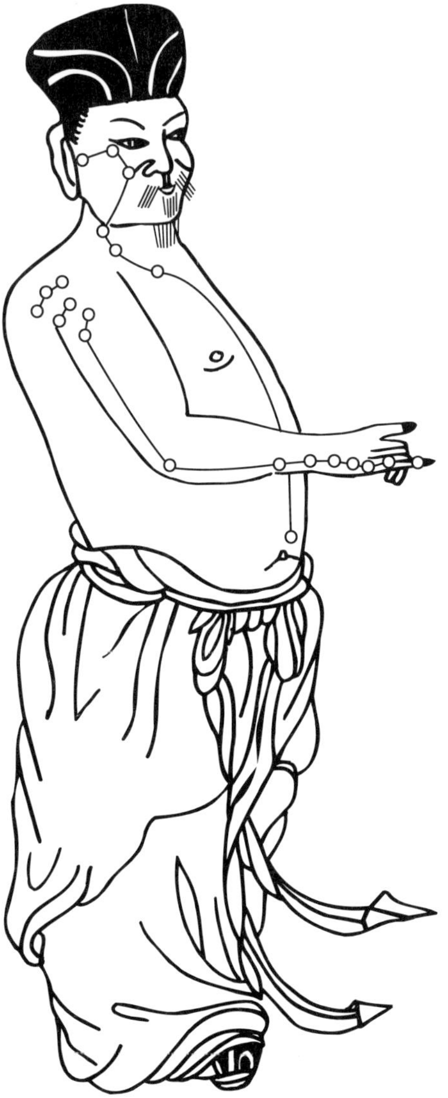

Abb. 17a Ausbreitungsgebiet des Dünndarm-Meridians nach alt-chinesischer Vorlage (nach SCHMIDT). Entsprechende Darstellungen existieren für alle 14 Meridiane. Es handelt sich dabei nach traditioneller Messung um Längsbahnen, in denen im 24stündigen Rhythmus Energie zirkuliert. Bei Störungen und Erkrankungen spiegeln sie als vegetative Reaktionslinien eine veränderte Reaktionslage in entfernten Körperabschnitten wider.

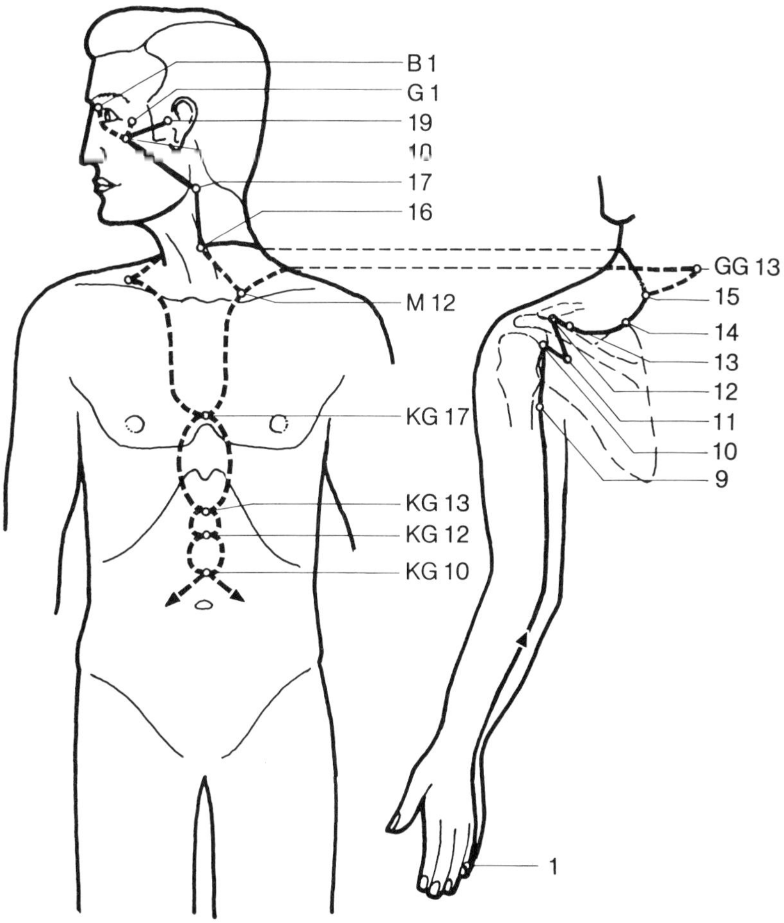

Abb. 17 b Ausbreitungsgebiet des Dünndarm-Meridians. Entsprechend der alt-chinesischen Vorlage ist der Meridian mit seinen Punkten schematisch dargestellt. Entsprechende Schemata existieren für alle 14 Meridiane (nach SCHMIDT).

chen (es wird genadelt). Die Nadelung dauert im allgemeinen 20 Minuten. Die Anzahl der Nadeln variiert stark und hängt auch vom Ermessen des Akupunkteurs ab.

Neben der Körperakupunktur setzt sich die Ohrakupunktur immer mehr durch. Es wird davon ausgegangen, daß am Ohr sämtliche Organe repräsentiert sind, daß es auch Punkte mit Wirkung auf die Psyche gibt. Ohrakupunktur ist im allgemeinen rascher wirksam als Körperakupunktur. Inzwischen gibt es auch die Möglichkeit der Akupunktur mit einem Lasergerät. Der Nadelstich wird durch den schmerzlosen Laserstrahl ersetzt. Im Kindesalter sollte stets diese Methode bevorzugt werden. Allerdings ist sie auch zeitaufwendiger, da die liegenden Nadeln auch ohne Akupunktur ihre Wirkungen entfalten, während jeder einzelne Punkt nacheinander eine zeitlang „gelasert" werden muß.

Eine spezielle Form ist die Hochvolt-*Elektroakupunktur,* PuTENS (*p*unktförmige *t*ranskutane *e*lektrische *N*ervenstimulation). Sie erfolgt nicht mit Nadeln, sondern mit einem elektrischen Impuls auf die Haut. Gereizt werden entweder Druckschmerzpunkte (Trigger points), die meist in der Muskulatur liegen, die Nervenstämme, die diese Gebiete versorgen, oder klassische Akupunkturpunkte. Mittels batteriegespeister Geräte kann dies vom Patienten selbst durchgeführt werden, nachdem die optimalen Reizpunkte gemeinsam mit dem Arzt festgelegt wurden. Die Geräte werden auf Verordnung des Arztes kostenlos von den Krankenkassen leihweise zur Verfügung gestellt.

Die *Akupressur* erfolgt mit den Fingerspitzen. Bestimmte Akupunkturpunkte werden vom Therapeuten, später vom Schmerzgeplagten selbst oder einem Angehörigen gedrückt. Es ist eine wirksame Selbstbehandlungsmöglichkeit, die im übrigen viele weitere Zustände beeinflussen kann, wie z. B. Müdigkeit.

Es gibt zahlreiche wissenschaftliche Arbeiten, die sich mit den Theorien des Wirkungsmechanismus der *Akupunktur* auseinandersetzen. Darauf kann hier nicht eingegangen werden. Folgende objektivierbare Wirkungen sind vorhanden:

- Schmerzlinderung (analgetischer Effekt) im zentralen und peripheren Nervensystem;
- Gefäßaktive Wirkung mit direktem Einfluß auf die Blutzirkulation;
- Muskelwirkung, entweder Entspannung oder Spannung,
- Wirkung auf das Immunsystem.

Akupunktur wird z. Z. noch nicht von den Krankenkassen erstattet; einige zahlen den Betrag bei Akupunktur gegen Schmerzen teilweise. Verhandlungen werden seit längerer Zeit geführt.

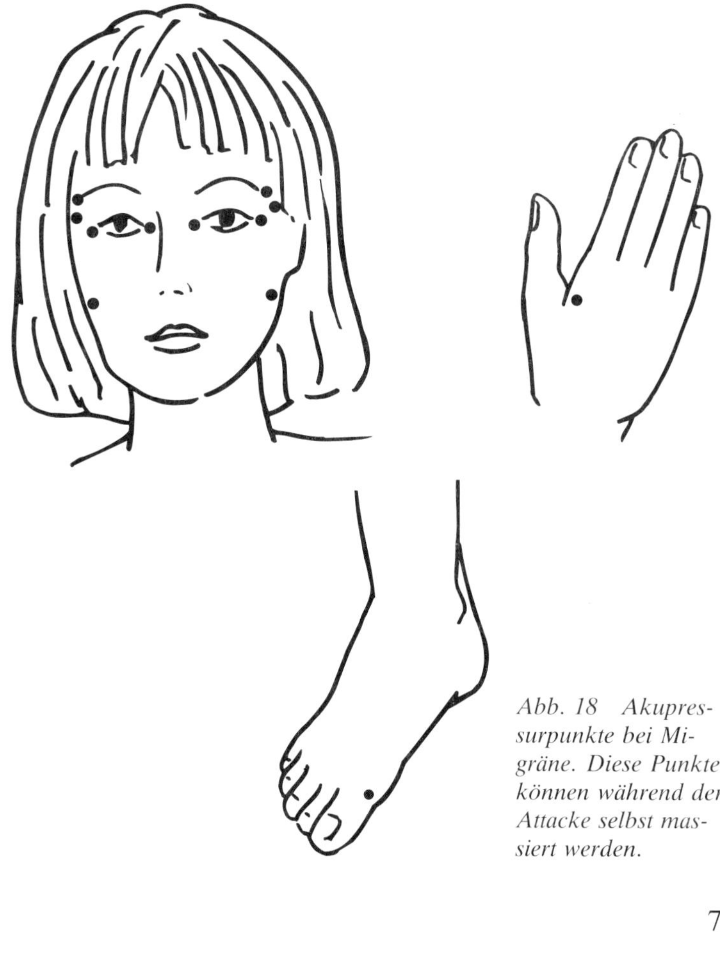

Abb. 18 Akupressurpunkte bei Migräne. Diese Punkte können während der Attacke selbst massiert werden.

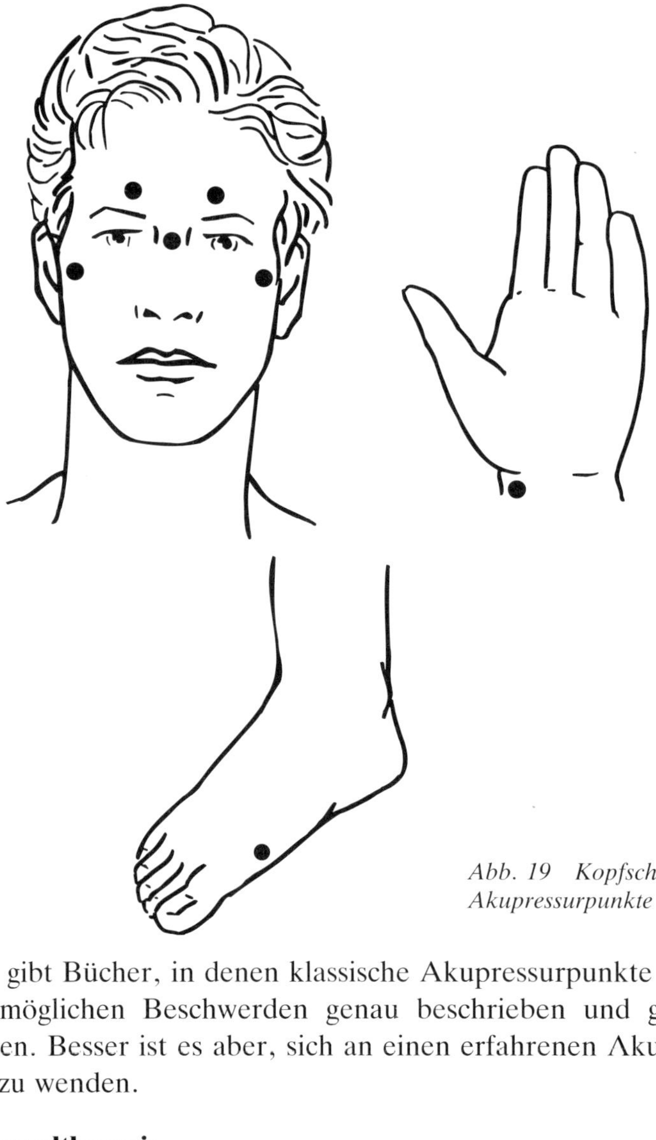

Abb. 19 Kopfschmerz-Akupressurpunkte

Es gibt Bücher, in denen klassische Akupressurpunkte gegen alle möglichen Beschwerden genau beschrieben und gezeigt werden. Besser ist es aber, sich an einen erfahrenen Akupunkteur zu wenden.

5. Neuraltherapie

Diese Methode geht auf Huneke (1925) zurück, nach dessen Meinung Schmerzen häufig von körperlichen „Störfeldern" ausgehen, wie z. B. Narbengebiete, chronische Entzündungsherde. Durch gezielte Injektion eines Lokalanästhetikums in ein solches vermutetes Störfeld oder in ein Versorgungsgebiet eines Nerven, an Knotenpunkten des vegetativen Nervensystems, werden entstandene Fehlreaktionen blockiert, damit also im günstigen Fall auch die Schmerzentstehung. Meist sind einige solcher Injektionen durch einen darin Erfahrenen erforderlich, um den Kopfschmerz für längere Zeit zu lindern. Der Versuch lohnt, da im positiven Fall viele Analgetika unnötig werden.

6. Kohlendioxidinsufflation (Quellgastherapie)

Bei dieser relativ neuen Methode wird dieses Gas über eine Kanüle unter die Haut gebracht. Dort verteilt es sich im Gewebe und erzeugt eine Reizung mit vermehrter Durchblutung (Rötung, Wärmegefühle, mitunter schmerzhaftes Brennen). Im allgemeinen werden ca. 50–100 ml im Bereich der unteren Halswirbelsäule appliziert. Eine Besserung der Kopfschmerzen ist etwa nach der 3. Behandlung zu erwarten, die täglich etwa über 2 Wochen erfolgen sollte.

Die Erfolgsrate ist recht hoch; die Wirkung hält ca. 6 Monate an. Sie beruht auf einem unspezifischen Reiz, der jedoch in hohem Grade und über mehrere unterschiedliche Mechanismen zu einer Umstimmung führt (z. B. Hautreiz mit reflektorischer Wirkung auf Muskeln, Gefäße, innere Organe; lokale Gefäßtonusveränderung; vegetative Umstimmung eines erhöhten Sympathikotonus mit Entspannung, Erregungsminderung, Angstlösung ... u. a. m.).

7. Autogenes Training (AT)

Das autogene Training ist eine Methode, sich körperlich und psychisch zu entspannen. Viele Funktionen des Körpers, die vom vegetativen Nervensystem gesteuert werden, sind willentlich nicht direkt beeinflußbar. Dazu gehören z.B. der Herzschlag mitsamt der Kreislaufregulation, die Atmung, die Verdauung usw. Über bestimmte Übungen kann der Mensch selbst aber doch das für psychische Umweltreize so empfindsame und wichtige Nervensystem in gewissen Grenzen dirigieren. Dies ist möglich über bedingt reflektorische Mechanismen, wie sie Pawlow nachgewiesen hat. So wie Ihnen „das Wasser im Munde zusammenlaufen" kann, wenn Sie sich durch angenehme Spei-

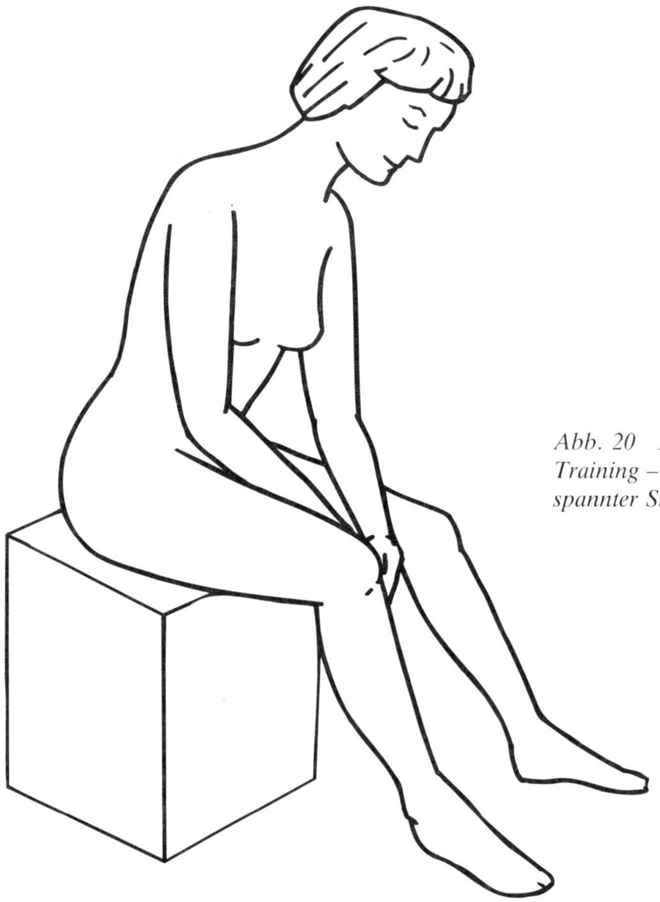

Abb. 20 Autogenes Training – Üben in entspannter Sitzhaltung

sendüfte die leckeren Dinge vorstellen, so können Sie auch über bildhaftes Vorstellen bestimmte körperliche Funktionen beeinflussen. Diese gewünschten Reaktionen treten allmählich nach intensivem Üben ein und werden dann auch vom Übenden empfunden, also z. B. ein Gefühl der muskulären Entspannung oder der angenehm warmen Durchblutung der Fingerspitzen. Diese Veränderungen sind objektiv nachweisbar, also nicht etwa von Ihnen nur eingebildet. Durch eine solche Umschaltung in vegetativen Bereichen ist Ihnen eine indirekte Beeinflussung der Kopfschmerzen möglich, indem Sie mit stabileren vegetativen Funktionen den zahlreichen Umweltreizen entgegenwirken können und sie also besser tolerieren. Sie können aber auch den Kopfschmerz unmittelbar durch die Übung des Autogenen Trainings beeinflussen, da sich der Entspannungseffekt vor allem an den angespannten Muskeln und an den Blutgefäßen vollzieht.

Fallbeispiel

Eine junge Frau, die während ihrer ersten Konsultationen bei mir das autogene Training sehr schnell erlernt hatte und es, wie sie sagte, selbst beim täglichen Busfahren trainierte, konnte ihre vorher sehr heftigen Migräneattacken mitunter „blockieren", wenn sie sofort bei den ersten Anzeichen ihre Übungen machen konnte. War dies nicht möglich, wenn sie z. B. aus dem Schlaf heraus eine Attacke bekam, so konnte sie die Beschwerden nur geringgradig beeinflussen. Sie gab aber an, daß sie dann, als sie das AT zu beherrschen begann und es sehr konsequent durchführte, insgesamt leichter verlaufende Attacken hatte.

Erlernbar ist das Autogene Training von den meisten Menschen. Voraussetzung ist ein Alter ab ca. 10 Jahre. Die obere Begrenzung liegt bei der Aufnahmefähigkeit für neuen Lernstoff und ist – je nach biologischer Alterung – nach dem 60. Lebensjahr anzusetzen. Weitere Voraussetzungen sind eine normale Intelligenz und eine ausreichende Motivation, den zeitlichen Aufwand auf sich zu nehmen.

Eine ähnlich gute Wirkung hat die Methode der *Muskelentspannung* nach Jacobson. Hierbei erlernt man für alle Muskelgruppen an Armen, Beinen, Rumpf und Gesicht den Wechsel von Anspannung und Lockerung. Diese Methode hat ebenso wie das autogene Training den Vorteil, daß man sie beliebig oft und in jeder Situation anwenden kann, sei es im Bus, hinter dem Schreibtisch, im Bett ...

8. Biofeedback (BFB)

Beim Biofeedback handelt es sich um eine psychophysiologische Selbstkontrolltechnik, bei der dem Übenden seine eigenen körperlichen Funktionen durch apparativ vermittelte Rückmeldung wahrnehmbar und damit bewußt gemacht werden. Die Rückmeldung erfolgt meist akustisch oder optisch. Die beim Kopfschmerzpatienten am häufigsten gemessenen vegetativen Parameter sind Herzfrequenz, Hauttemperaturen am Finger, Hautwiderstand und Muskelspannung.

Beim Biofeedback (biologische Rückmeldung) ist ein Gerät erforderlich, mit dessen Hilfe man seine Körperfunktionen – ähnlich wie beim Autogenen Training – wahrzunehmen lernt und damit auch bis zu einem gewissen Grade kontrollieren und beeinflussen kann.

So kann man die Muskelspannung (z. B. am Stirnmuskel oder der Schultermuskulatur), die Hauttemperatur oder den Hautwiderstand (ist der reziproke Wert der Temperatur) an einem Finger, die Herzfrequenz, die Atmung ... kontrollieren. Eine Elektrode nimmt einen dieser Werte auf, leitet ihn dem Gerät zu, das nun programmiert wurde, eine Veränderung dieses Wertes anzuzeigen. So leuchtet z. B. bei höher werdender Muskelspannung des Stirnmuskels ein rotes Lämpchen auf oder es ertönt ein hoher Ton. Beim Entspannen des Muskels wird der

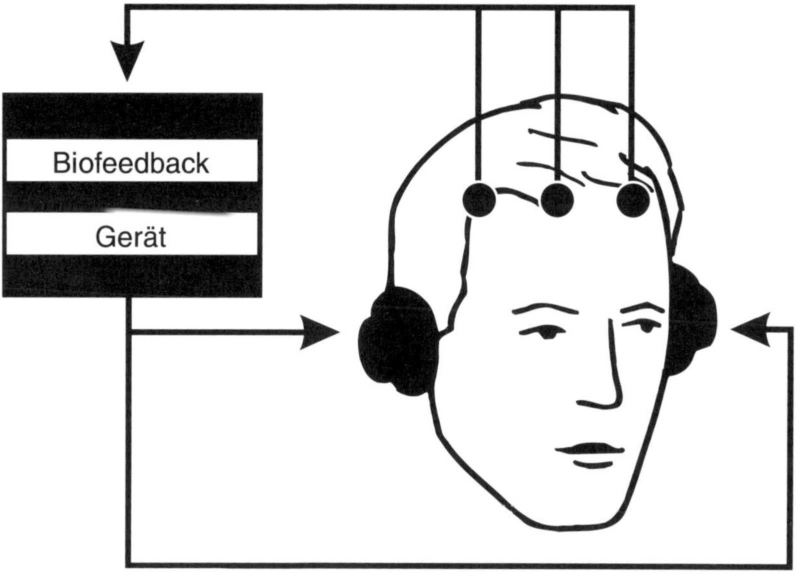

Abb. 21 Prinzip des Biofeedback-Trainings

Ton tiefer. Der Übende ist so in der Lage, z. B. seine Muskelspannung einzuschätzen. Nun kann der Betreffende, einfach durch Konzentration auf das Licht- oder akustische Signal, seine Muskelspannung beeinflussen. Er denkt: „Ich möchte, daß das grüne Lämpchen leuchtet" und damit erreicht er eine Muskelentspannung. Allmählich gelingt es ihm auch unabhängig vom Gerät, seine betreffende Körperfunktion zu steuern. Hilfe gegen den Kopfschmerz ist aber nur dann zu erwarten, wenn man auch in beschwerdefreien Zeiten weitertrainiert, da sich sonst die willentliche Beeinflußbarkeit körperlicher Funktionen verliert und wieder neu gelernt werden muß.

Diese Methode ist schon bei Kindern und auch relativ einfach strukturierten Menschen gut anwendbar. Da anfangs aber eine Abhängigkeit vom Gerät besteht, ist sie an bestimmte Zeiten und den Therapeuten gebunden.

9. Psychotherapie

Der Kopfschmerz kann zu seelischen Veränderungen führen. Dies hängt einerseits von der Intensität und der Dauer der Schmerzen ab, andererseits aber auch von der Persönlichkeit des Betroffenen und von der Fähigkeit des Arztes, den Schmerz glaubwürdig zu erklären und ein Vertrauensverhältnis aufzubauen. So kommt es vor, daß ein Mensch seinem Arzt nicht glaubt, daß sein Kopfschmerz gutartig ist, lediglich durch vorübergehende, also funktionelle Veränderungen bedingt und damit ohne nachweisbare Befunde. Er läuft von einem Arzt zum anderen, verlangt immer wieder diagnostische Maßnahmen, die er aber infrage stellt, sobald sie keinen „Beweis" seiner Schmerzen darstellen. Mancher fühlt sich auch vom Arzt unverstanden, wenn er nicht seine minutiösen Schilderungen geduldig anhört. Es kommt auch vor, daß ein Arzt sich nicht immer optimal verhält, sei es aus Zeitmangel, Unsicherheit, Desinteresse am Schicksal eines nicht organisch Kranken ...

Versteht man unter Psychotherapie die Behandlung Kranker mit psychologischen Mitteln, so trifft dies im weiteren Sinne auf jede gute Arzt-Patient-Beziehung zu. Sie beginnt mit dem ersten Kontakt, mit der Art der Information und des Wertens der Symptome und der Untersuchungsergebnisse dem Patienten gegenüber. Die Führung und Beratung von Menschen mit Migräne ist deshalb so wichtig, weil der gesamte Therapieplan in jedem Falle über das Verordnen und Einnehmen von Medikamenten weit hinausgehen muß. Der Patient muß zur Mitarbeit veranlaßt werden. Das setzt aber voraus, daß er die Zusammenhänge zwischen seiner störbaren Gefäßregulation, psychovegetativen Dysregulationen und psychischen Irritationen versteht.

Psychotherapie **im engeren Sinne** ist in zwei Richtungen möglich: Die **Verhaltenstherapie** hat das Ziel, körperliche und psychische Reaktionen und Verhaltensweisen durch gezielte

Trainingsverfahren zu verändern. Dazu gehören die bereits erläuterten Verfahren des autogenen Trainings, der progressiven Muskelrelaxation nach JAKOBSON und des Biofeedbacktrainings, mit denen vorrangig muskuläre und psychovegetative Abläufe beeinflußt werden. Durch ein Desensibilisierungstraining können Ängste gelöst werden, die z. B. in Befürchtung schwerer Attacken zu besonders ungünstigen Zeitpunkten entstanden sein können. Mit Hilfe von Videoaufzeichnungen eigener durchgespielter Migräneattacken können mit dem Therapeuten neue Bewältigungsformen erprobt werden. Mit Hilfe eines solchen Videobiofeedback können 60 % der Behandelten ihre Attacken kupieren.

Da Migräneattacken auch durch Streß und durch ungenügende Bewältigung von Alltagssituationen ausgelöst werden können, ist das Erlernen von Streßbewältigung eine Möglichkeit der Prophylaxe.

In einem ersten Schritt beobachten und protokollieren die Patienten, in welchen Situationen des Alltags sie nervös, unruhig oder ängstlich sind. Sie sollen auch darauf achten, welche körperlichen Empfindungen und belastenden Gedanken sie während dieser Streßsituationen beobachten können. Der Patient lernt nun mit Hilfe des Therapeuten eine rationale Bewertung und Veränderung der belastenden Gedanken. Gleichzeitig lernt er, mit gezielten Entspannungstechniken seine körperlichen Empfindungen zu verbessern.

Die Wirkung kann erhöht werden, wenn mehrere Methoden kombiniert werden, z. B. ein aktives Streßbewältigungstraining und progressive Muskelrelaxation.

Zum Erlernen dieser Methoden müssen Überweisungen zu entsprechenden Therapeuten erfolgen. Leider gibt es noch zu wenige, die die genannten Methoden vermitteln können. Diese Behandlungen werden von den Kassen getragen.

Eine intensive Psychotherapie, eventuell auch in Gruppen, greift zwar nicht in den Mechanismus der Migräne ein, schirmt aber evtl. Auslöser ab und hilft bei sekundären psychischen Problemen.

Die **Psychoanalyse** ist dagegen keine geeignete Methode zur Migränetherapie. Dies ist schon daraus erklärbar, daß die Migräne biologische Ursachen hat. Aber selbstverständlich kann eine Migräne, die durch psychische Instabilität ausgelöst und unterhalten wird, nach erfolgreicher Bearbeitung von Erlebnissen, also psychischer Stabilisierung, besser toleriert werden.

10. Medikamentöse Therapie

Bestehen Ihre Migräneattacken häufiger als 3mal monatlich, und sind Sie durch die Beschwerden sehr beeinträchtigt, sollte eine Intervalltherapie erfolgen.

Sie sollte stets in ein strenges, langfristiges Therapiekonzept eingebunden sein. Man sollte ein verordnetes Medikament regelmäßig nach Vorschrift nehmen. Erst dann kann die Wirksamkeit eingeschätzt werden. Dazu ist ein Kopfschmerzkalender unerläßlich, in dem die Zeiten, Intensitäten, Begleiterscheinungen und evtl. zusätzliche Medikamente oder andere Maßnahmen sorgfältig eingetragen werden. Nach 6–8 Wochen regelmäßiger Einnahme wird der Arzt nach Ihrer Einschätzung der Wirksamkeit entscheiden, ob es bei völliger Unwirksamkeit abgesetzt, evtl. mit einem anderen kombiniert oder seine Dosis verändert werden muß. Haben Sie in der Zwischenzeit etwas geändert oder vielleicht ein zusätzliches Mittel genommen, sollten Sie dies auch Ihrem Arzt mitteilen. Er kann Ihnen nur wirklich helfen, wenn völlige Offenheit und gegenseitiges Vertrauen bestehen. Es ist möglich, daß auch ein erfahrener Arzt nicht auf Anhieb mit seiner Therapie ins Schwarze trifft, also mehrmals variieren muß, da die Wirksamkeit der Präparate individuell verschieden und daher nicht voraussehbar ist. Bei guter Wirksamkeit erfolgt die weitere Einnahme in Abstim-

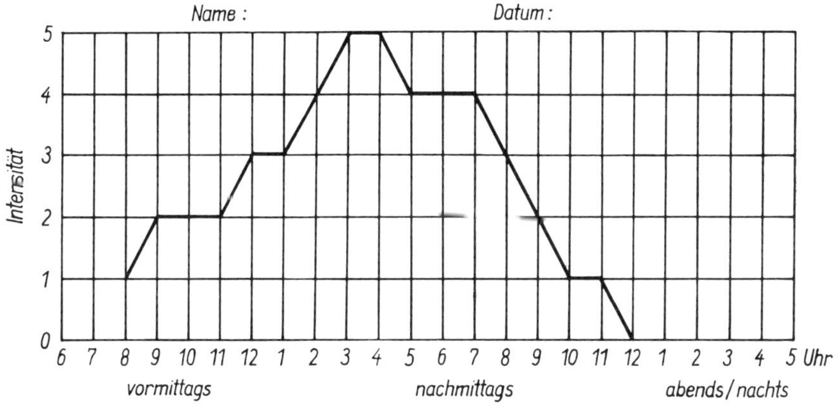

Abb. 22 Kopfschmerzkalender. Vom Patienten werden Dauer und Intensität der Schmerzen eingetragen (5 = intensive Schmerzen, die arbeitsunfähig machen; 1 = sehr leichte Kopfschmerzen). Durch weitere Zeichen können Begleitsymptome erfaßt werden.

mung mit dem Arzt, evtl. über längere Zeit. Eine solche Therapiestrecke kann unterbrochen und jederzeit neu begonnen werden. Das Absetzen sollte aber nie abrupt erfolgen.

Es werden nachfolgend einige wichtige migränewirksame Stoffgruppen vorgestellt:

1. Betarezeptorenblocker

Sie gehören zu den Migränetherapeutika der ersten Reihe. Es kommen Metoprolol oder Propranolol zur Anwendung. Die kopfschmerzwirksame Dosis ist individuell sehr unterschiedlich zwischen 20 und über 200 mg/Tag. Obwohl diese Präparate blutdrucksenkend wirken, können auch Menschen mit niedrigem Blutdruck einen Versuch machen und besonders vorsichtig einschleichend beginnen. Auch das Absetzen muß sehr langsam erfolgen, da es sonst zu Herzklopfen, Schweißneigung und Nervosität kommen kann. Die Wirksamkeit setzt nach ca. 2 Wochen ein und kann nach 6–8 Wochen beurteilt werden. Bei guter Wirksamkeit kann unbedenklich 12 Monate regelmäßig therapiert werden.

2. Sekalealkaloide

Diese Stoffgruppe, aus dem Mutterkorn stammend, wirkt direkt an der Gefäßwand. Als Dauermedikamente dürfen nur hydrierte Ergotamine verwendet werden, da sonst die Gefahr von Gefäßkrämpfen bis zu Durchblutungsstörungen besteht (Ergotismus!).

Diese als Tabletten oder Tropfen, auch in Kombination mit Bestandteilen anderer Stoffgruppen erhältlichen Medikamente müssen regelmäßig (3 × täglich) eingenommen werden. Die Dosierung des Arztes ist diszipliniert zu befolgen (im allgemeinen 3–5 mg/Tag).

Im allgemeinen führt man eine Kur von 3–4 Monaten durch und pausiert dann mindestens 1 Monat. Danach können bei guter Wirksamkeit weitere Kuren folgen.

3. Kalziumantagonisten

Da auch der Kalziumstoffwechsel bei Migränikern gestört sein kann, lohnt der Versuch einer solchen Therapie, durch die der Kalziumfluß in das Zellinnere gehemmt wird. Die Wirkung ist besonders deutlich bei den Hirngefäßen mit einer Gefäßweitstellung und Gewebestabilisierung.

Die schon länger bei Herz-Kreislauf-Erkrankungen genutzten Substanzen wie Flunarizin, Nimodipin, Verapamil sind bei manchen gut wirksam, besonders die Attackenhäufigkeit betreffend. Flunarizin kann Stimmungsschwankungen und Bewegungsstörungen hervorrufen. Es wird daher meist mit anderen Mitteln kombiniert in einer Tagesdosis von 5 mg über maximal 6 Monate gegeben. Auch die weiteren Kalziumantagonisten haben sich als Monotherapie nur bei wenigen als wirksam erwiesen.

4. Serotoninantagonisten

Da Serotonin bei der Kopfschmerzentstehung eine wichtige Rolle spielt, wurden Substanzen entwickelt, die die Synthese des Serotonin bzw. deren Vorstufen im Körper hemmen, blokkieren oder es sogar abbauen. Solche Wirkstoffgruppen sind Methysergid, Lisurid, Pizotifen, Cyproheptadin.

Alle haben in unterschiedlicher Weise noch andere Wirkungen, die sich auch in unerwünschten Nebenwirkungen wie Mundtrockenheit, Müdigkeit, Gewichtszunahme, Schwindel, Übelkeit, Benommenheit, Muskelschwäche u. a. m. äußern. Eine besonders gute Wirksamkeit bei Kindern konnte bei Cyproheptadin beobachtet werden.

5. Thrombozytenaggregationshemmer

Bei einem Teil der Migräniker ist die Funktion der Blutplättchen gestört; sie neigen zur Zusammenballung (Aggregation) und begünstigen damit eine Migräneattacke. Die gute Wirksamkeit von Azetylsalizylsäure bei akuten Schmerzen beruht wahrscheinlich auch auf der Hemmung dieser Aggregation und damit einer Blutverdünnung. Bei einer mehrmonatigen Intervalltherapie, die strenger ärztlicher Kontrolle bedarf, müssen Menschen mit Neigung zu Magenbeschwerden gegebenenfalls das Medikament absetzen. Es ist bereits in Dosen von 50–100 mg/Tag wirksam.

6. Nichtsteroidale entzündungshemmende Substanzen

Ihre Migränewirksamkeit wird auf Einflüsse auf den Prostaglandinhaushalt, die Thrombozytenaggregation und die Serotoninfreisetzung aus den Thrombozyten bezogen. Zum Einsatz kommt Naproxen bzw. Naproxen-Natrium mit 2 × 550 mg/Tag. Auch hier können Magen-Darm-Beschwerden und Allergien mit Asthmazuständen auftreten.

7. Antidepressiva

Trizyklische Antidepressiva wie das Amitriptylin und das Clomipramin haben Einfluß auf den Serotoninstoffwechsel und wirken daher offensichtlich auch direkt auf den Migränemechanismus. Gleichzeitig beeinflussen sie die depressive Gestimmtheit, die häufig, besonders bei langjähriger Kopfschmerzdauer, den Patienten zusätzlich belastet. Es sind 25–75 mg/Tag zu empfehlen, die auch als einmalige Abendgabe möglich ist.

8. Antiepileptika

Bei Unwirksamkeit der Substanzen, die unter Punkt 1–4 genannt wurden, kann ein Versuch mit Carbamazepin, Clonazepam oder auch mit Phenytoin gemacht werden, besonders bei dysrhythmischen Veränderungen im EEG. Ändern sich die subjektiven Beschwerden dabei nicht, sollte trotz dieser EEG-Veränderungen das Medikament abgesetzt und ein anderes erprobt werden. Eine „Kurvenkosmetik" des EEG ist nicht erforderlich; die früher angenommene ätiologische Verwandtschaft zwischen Migräne und Epilepsie ist so nicht akzeptabel. Bei einer Langzeittherapie müssen die subjektiven und objektiven Nebenwirkungen bedacht werden. Beginn und Beendigung einer Therapie sollten sehr langsam erfolgen. Die erheblichen Nebenwirkungen besonders von Phenytoin erfordern eine sehr kritische Prüfung des Einsatzes.

Die nachfolgenden Stoffgruppen beeinflussen die Kopfschmerzen indirekt. Sie wirken auf die häufig gleichzeitig bestehenden Hintergrundstörungen wie Kreislauflabilität, vegetative und psychische Labilität. Sie können mit einem der vorgenannten Stoffe kombiniert werden:

9. Antihypotensiva

Niedriger Blutdruck, der bei Kopfschmerzdisponierten häufig ist, kann attackenprovozierend wirken. Die Einnahme blutdrucksteigernder Medikamente ist daher oft angebracht. Es gibt eine ganze Reihe von Stoffgruppen, wie z. B. Pholedrin, Etilefrin, Norfenefrin, Octopamin.

10. Tranquilizer

Es handelt sich um die am meisten verordneten Psychopharmaka, da sie emotional harmonisierend, angst- und spannungslösend, schlafanstoßend, muskelentspannend wirken. Sie sind daher auch bei Menschen mit Kopfschmerzneigung gelegentlich indiziert. Man sollte sie zur Hand haben und sehr verantwortungsvoll in Situationen nehmen, durch die Kopfschmerzen provoziert werden oder direkt während einer Attacke. Sie sollten niemals als Dauertherapie eingesetzt werden, da sie zur Gewöhnung, Abhängigkeit bis zur Sucht mit allen Konsequenzen disponieren. Zur Lösung von Konflikten sind sie ohnehin nicht geeignet. Aus der großen Zahl von Präparaten seien besonders die Benzodiazepinderivate genannt.

11. Antitetanika

Bei Kopfschmerzdisponierten besteht häufig eine Bereitschaft zu tetanischen Zuständen wie Kribbelerscheinungen um die Mundpartie oder in den Händen, Wadenkrämpfen, Angstzuständen, im Extremfall (häufig bei Aufregung und damit verbundener schnellerer Atmung) vorübergehenden Krampfzuständen von Muskelgruppen, z. B. der Hände. Obwohl die in diesem Zusammenhang interessierenden Elektrolyte im Blut nicht konstant erniedrigt sind, sprechen manche Menschen erstaunlich gut auf Kalzium- bzw. Magnesiumpräparate an. Mitunter sind keine weiteren Medikamente erforderlich. Bei Tagesdosen von 100–300 mg Magnesium ist häufigerer Stuhlgang (als einzige mögliche Nebenwirkung, die mitunter erwünscht ist) noch nicht zu erwarten.

12. Hormone

Viele Frauen registrieren eine Abhängigkeit der Kopfschmerzen von ihrem Zyklus, von Schwangerschaften, von konzeptionshemmenden Hormonen („Pille"), vom Klimakterium. Diese Zusammenhänge sollten mit dem Frauenarzt besprochen werden, der bei der individuellen Hormontherapie beraten kann.

Gewöhnliches Kopfweh

Synonyme Bezeichnungen sind: Cephalea, Cephalea vasomotorica, vasomotorischer Kopfschmerz

Es gibt fließende Übergänge zur *gewöhnlichen Migräne* (Common migraine, siehe dort).

Außerdem gibt es fließende Übergänge zum *Spannungskopfschmerz* (siehe dort).

Wohl kaum ein Mensch kann sagen, er habe noch nie Kopfschmerzen gehabt. Manch einer neigt aber öfter zu Kopfweh als der andere und ist dadurch in Wohlbefinden und Leistungsfähigkeit beeinträchtigt.

Dieser Kopfschmerz ist im Unterschied zur Migräne nur selten genau zu lokalisieren, besteht aber bevorzugt im Stirn- und Schläfenbereich. Er wird oft als Druck empfunden, so als sei ein Ring um den Kopf gespannt oder als müßte der Kopf gleich zerspringen. Im Unterschied zur Migräne tritt der Schmerz nicht attackenartig auf, kann sich aber täglich für Minuten oder Stunden einstellen. Oft ist eine Abhängigkeit von bestimmten Bedingungen festzustellen wie Blutdruckänderung, Lärm, körperliche Belastung u. a. Mitunter wird aber auch „Dauerkopfschmerz" angegeben.

Fallbeispiel

35jährige Krankenschwester, fast täglich Kopfschmerzen, drükkend, vorwiegend im Stirn- und Schläfenbereich, beidseitig, meist bereits morgens nach dem Aufstehen beginnend. Im Laufe des Vormittags zunehmend. Die Patientin hatte schon als junges Mädchen häufig Kopfschmerzen. Sie sei aber nie der Schule ferngeblieben, sei sehr ehrgeizig gewesen. Nach dem Unterricht habe sie den Eltern in der Landwirtschaft helfen müssen. An der frischen Luft sei es dann meist besser geworden. Allmählich häufiger sei es geworden, seit sie nach der Scheidung vor 5 Jahren wieder voll zu arbeiten begann.

Die beiden Kinder seien zwölf und acht Jahre alt. Es belaste sie, daß sie sich nicht mehr so wie früher um die beiden kümmern könne. Die Arbeit in einer Arztpraxis gefalle ihr zwar gut, aber oft sei es sehr stressig. Das mache sich sofort mit verstärktem Kopfschmerz bemerkbar. Abends sei sie sehr abgespannt, mitunter nervös und ungehalten den Kindern gegenüber. Oft habe sie in den letzten Jahren Schmerztabletten genommen, in letzter Zeit auch öfter Beruhigungsmittel. Sie sei gekommen, um davon wieder wegzukommen. Allein habe sie es nicht geschafft.

Weitere Beschwerden: Vor der Regel Verstimmungen; innere Unruhe; allergischer Schnupfen, besonders im Frühjahr; Ein- und Durchschlafstörungen; bei besonderer Aufregung Durchfälle. Längere Autofahrten und Fliegen vertrage sie schlecht.

1. Erscheinungsbild

Die Schmerzintensität ist sehr unterschiedlich, aber nur selten so heftig wie bei der Migräne. Oft wird der Schmerz als harmlos und als erträglich bezeichnet. Man kann seiner Arbeit nachgehen. Kinder spielen weiter, sagen dann aber abends, daß sie den ganzen Tag über Kopfweh hatten. Bei heftigerer Intensität lassen aber doch Konzentrationsfähigkeit und Unternehmungslust nach. Bei sehr häufig wiederkehrenden oder als „Dauerschmerz" bestehenden Beschwerden kann man davon ausgehen, daß die an sich erträgliche Schmerzintensität subjektiv stärker empfunden wird. Die Schmerzempfindungsgrenze wird niedriger. Damit entsteht ein regelrechtes Krankheitsgefühl mit Abgeschlagenheit und allgemeiner Interesselosigkeit. Hinzu kommen relativ oft Kreislaufregulationsschwierigkeiten mit Schwindelgefühl, Kollapsneigung bei längerem Stehen, Leeregefühl im Kopf usw.

Solche Symptome sind mehr oder weniger bei diesen zu Kopfschmerz neigenden Menschen als sogenannte *Hintergrundsymptomatik* (Background) vorhanden. Während der Schmerzphasen treten sie stärker hervor. Der Körper ist insgesamt instabiler in seinen vegetativen Funktionen. Auch psychisch reagiert man dann heftiger, situationsinadäquat. Auf geringste Reize – ganz gleich welcher Art – kommt eine überschießende Reaktion. Der eine beginnt beim geringsten Anlaß zu weinen, der andere wird unerwartet laut und unwirsch den Kollegen oder der Familie gegenüber; er schreit den Partner oder sein Kind wegen Bagatellen an und wird unter Umständen sogar aggressiv. Dadurch können neue Konflikte entstehen, die wiederum zum Anlaß für neue Kopfschmerzen werden können.

Der Beginn der Kopfschmerzen liegt wie bei der Migräne oft schon in der Kindheit. Hier zeigen sich die höchsten Prozentzahlen der ersten Symptome in der Zeit der Einschulung und weiter geschlechtsunterschiedlich bei Knaben im 9. Lebensjahr und bei Mädchen vom 12. Lebensjahr ab.

Im Kindesalter sind Migräne und gewöhnliches Kopfweh nicht immer zu unterscheiden. Es gibt fließende Übergänge. Spätere Migräne beginnt mitunter als diffuser Kopfschmerz ohne die Charakteristika der Migräne. Bei manchen (auch Erwachsenen) bestehen beide Formen parallel. In der Familie der Betroffenen kommen sowohl Personen mit Migräne als auch mit gewöhnlichem Kopfschmerz besonders häufig vor. Daneben gibt es, wie Erhebungen an Angehörigen von Kindern mit Migräne und anderen Kopfschmerzformen ergeben haben, auch ein familiär häufiges Vorkommen von anderen funktionellen Zuständen. So haben 19% der Kinder Verwandte, bei denen oft Kreislaufstörungen mit oder ohne Ohnmachtsneigung (niedriger Blutdruck, Schwindel bei Lagewechsel des Körpers oder bei längerem Stehen) auftreten. 10,7% der Kinder hatten Verwandte mit Allergieneigung oder Asthma (Heuschnupfen, Allergien gegenüber Arzneimitteln, Nahrungsmitteln, Pollen usw.), von 16% wurden Magen- oder Darmerkrankungen angegeben (Magenschleimhautentzündungen, empfindlicher Magen, Geschwüre, Darmkrämpfe oder Durchfälle bei Streß). Bei 11% hatten Verwandte eine Schwäche des Gleichgewichtsorgans mit Reisekrankheit (Unverträglichkeit von Autofahren, Fliegen, Karussellfahren, Schaukeln).

Die gleichen Störungen wurden in hohem Maß von Kopfschmerzpatienten selbst angegeben, und zwar häufiger als von Migränepatienten. Zusätzlich zu den genannten Symptomen sind bei den Betroffenen Schlafstörungen (erschwertes Einschlafen, flacher, unruhiger Schlaf, gelegentliches lautes Träumen oder Nachtwandeln) sowie Appetitstörungen und tetanische Symptome (Engegefühl über der Brust, Kribbelparästhesien im Gesicht oder an Händen und Füßen bis zu Verkrampfungen, Wadenkrämpfe ...) nicht selten.

Natürlich hat nicht jeder Mensch, der zu Kopfschmerzen neigt, die ganze Palette verschiedener Organstörungen aufzuweisen. Aber die eine oder andere Störung, hin und wieder mal auftretend, etwa in Zeiten starker Belastung, können die meisten vorweisen. Diese sogenannte Hintergrundsymptomatik ist es aber, die das Befinden zusätzlich erheblich stören kann und die Belastbarkeit empfindlich einschränkt.

Andererseits zeigt diese Verkettung verschiedener funktioneller Organstörungen auch, daß die Ursache für den Kopfschmerz nicht primär an den Gefäßen liegen kann, sondern daß es sich um eine *erhöhte Störbarkeit der Steuerzentrale* für diese Funktion handeln muß. Und hier liegt die Schwierigkeit der kausalen medizinischen Beeinflußbarkeit: Eine vielfach schon ererbte Schwäche im Steuerungssystem der vegetativen Funktionen kann man nicht durch eine Tablettenkur „heilen", so ideal diese Vorstellung auch ist. Schon mancher Patient hat zu mir gesagt: „Mir wäre es lieber, sie fänden etwas, und nach entsprechender Behandlung, Operation oder so, wäre ich wieder gesund." Im Falle der funktionellen Kopfschmerzen gibt es eine „Heilung" schon deshalb nicht, weil dieser Kopfschmerz keine Krankheit ist, sondern eben „nur" eine funktionelle Störung.

Erstaunlicherweise ist diese Mitteilung für manche Patienten eine Enttäuschung. Sie hätten lieber eine „richtige Krankheit", weil ihr Leiden, das ja – ob nun Krankheit oder nicht – objektiv vorhanden ist, von der Umgebung und von Ärzten nicht genügend akzeptiert wird. Für manchen Arzt, der z. B. gerade unheilbar Kranke behandelt hat, ist es natürlich schwer, einem Patienten mit „banalen Kopfschmerzen" interessierte Aufmerksamkeit für jedes minutiös geschilderte Detail entgegenzubringen. Hier relativiert sich die Sache eben auch. Und allein schon die Gewißheit für Sie, daß es keine Zeichen einer schlimmen, gar fortschreitenden Erkrankung sind, sondern nur zeitweilig auftretende Beschwerden, die durch eigene Mithilfe ganz entscheidend beeinflußt werden können, sollte Sie erleichtern und trösten. Manche Menschen wollen sich aber mit einer solchen Tatsache nicht abfinden. Sie sind der Meinung, daß der Arzt sie von ihren Beschwerden durch Verschreibung eines geeigneten Medikaments zu befreien habe und sind zu keiner eigenen Leistung für ihren Körper bereit. Sie steigern sich immer wieder – besonders vor Arztbesuchen – in ihre Beschwerden hinein, um sie ja recht glaubhaft schildern zu können, anstatt sie durch entsprechendes Verhalten so weit wie möglich zu mindern.

Bei bestehender Disposition gibt es eine Reihe von Faktoren, die zu Kopfschmerz führen oder ihn verstärken können. Im wesentlichen handelt es sich um die gleichen, die auch die Migräne auslösen können.

2. Auslösende und verstärkende Faktoren

Psychische Faktoren

Erwartungsangst, Erwartungsfreude

Es ist bekannt, daß vor gefürchteten Prüfungen, vor entscheidenden Aussprachen oder vor Bewährungssituationen Kopfschmerzen auftreten können. Aber auch freudig erwartete Ereignisse, wie z. B. eine Urlaubsreise, ein ersehntes Treffen mit dem Geliebten, oder bei Kindern die Vorfreude auf ein Fest oder eine Geburtstagsfeier können Kopfschmerzen auslösen.

Chronische Überforderung, Leistungsdruck

Überbelastungen kommen vorübergehend bei jedem Menschen vor. Sie können durch die besondere Qualität einer Tätigkeit oder durch die Quantität der Leistungsanforderungen entstehen. Hierbei ist wiederum zu unterscheiden zwischen objektiv normaler Beanspruchung, die bei einem minderbelastbaren Menschen zum Problem wird, und objektiv hoher Belastung. So kann z. B. ein Lehrer der Spezifik seines Berufes nicht gewachsen sein, obwohl er ein intelligenter und kinderlieber Mensch ist. Die ständige hohe nervliche Anspannung im Unterricht führt bei Disponierten zu psycho-vegetativen Störungen. Ähnlich kann es bei darstellenden Künstlern sein. Lampenfieber ist normal; es löst sich bei den meisten rasch, sobald sie in Aktion sind. Es ist auch unabhängig von der Qualität des Künstlers, aber eben abhängig von seiner nervlichen Stabilität. Ist er nicht in der Lage, die Sache „in den Griff" zu bekommen, beeinträchtigt es die Leistungsfähigkeit und führt zu psychosomatischen Störungen.

Manche Kinder sind der viele Stunden währenden konzentrierten geistigen Anspannung in der Schule ohne ausreichenden körperlichen Ausgleich nicht gewachsen. Dies betrifft insbesondere Kinder mit geringerer geistiger Beweglichkeit und solche mit normaler Intelligenz, aber geringerer geistig-psychischer Belastbarkeit, evtl. als Folge einer schweren Geburt oder einer späteren Hirnschädigung. Dies kann aber auch bei Kindern der Fall sein, die eine körperlich oder psychisch schwächere Konstitution haben, ohne daß irgendeine Krankheit oder Vorschädigung vorliegen muß. Neben ihrer stärkeren Umweltabhängigkeit, Ablenkbarkeit, Ermüdbarkeit oder Zappeligkeit reagieren diese Kinder mitunter auch im Gefäß- und Kreislaufsystem labil. Bei anderen besteht nur eine vorübergehende Überlastung nach einer körperlichen Erkrankung, einem fieberhaften Infekt oder einem Erschöpfungszustand.

Überlastung eines an sich normal belastbaren Menschen kann objektive Gründe haben oder auch subjektive, die durch die Persönlichkeit bedingt sind. Objektive Überforderungen entstehen durch Tätigkeiten, die unabhängig von dem daran Beteiligten Hektik auslösen, ebenso durch Arbeiten, die mit hoher Verantwortlichkeit verbunden sind, mit Termindruck, Diskontinuität (Managertätigkeiten), die unter hoher Lärmbelästigung, verändertem Tagesrhythmus oder bei ungewöhnlichen Temperaturen ausgeführt werden müssen.

Fallbeispiel

Frau M., eine 40jährige Frau, bewältigte viele Jahre neben ihrer beruflichen Tätigkeit als Lehrerin den Haushalt mit Mann und zwei Kindern und hatte gelegentlich Kopfschmerzen. Nur selten nahm sie eine Schmerztablette. Seit achtzehn Monaten lebt nach dem Tod der Mutter ihr Vater mit im Haushalt. Bei ihm besteht ein Hirnabbauprozeß (M. Alzheimer). Er habe sich in seinem Wesen völlig verändert, werde immer mürrischer und eigensinniger. Er wisse oft nicht, was er kurz vorher gesagt oder getan habe. Da es immer häufiger zu Fehlleistungen kommt, lebt sie in der ständigen Furcht, daß er während ihrer Abwesenheit wieder etwas angestellt haben könnte. Seit ca. einem Jahr wird Frau M. ihre inzwischen täglichen Kopfschmerzen nicht mehr los. Sie sieht keine Möglichkeiten einer Lösung, weiß, daß die psychische Belastung zunimmt, kann sich aber auch (noch) nicht dazu entschließen, ihren Vater in ein Pflegeheim zu geben.

Subjektiv bedingte Überforderungen treten bei diskontinuierlichem Arbeitsstil auf, aber auch bei undisziplinierter Lebensweise. Manche Menschen können mit ihren Kräften nicht ökonomisch umgehen, sie halten sich mit Nebensächlichkeiten auf und sind unfähig, eine Rangfolge von Wesentlichem und Unwesentlichem herzustellen. Normal belastbare Menschen neigen auch zur Selbstüberlastung, indem sie sich zu einseitig geistig beschäftigen und den körperlichen Ausgleich vernachlässigen. Andere wieder stehen unter ständigem Druck, weil sie durch übertriebenen Ehrgeiz in einer Position arbeiten, der sie eigentlich nicht gewachsen sind. Es ergibt sich eine Diskrepanz zwischen Geltungsanspruch und Leistungsvermögen. In einem solchen Konflikt befinden sich auch schon Schulkinder, die sich durch eigenen übertriebenen Ehrgeiz oder den ihrer Eltern ständig überfordern und damit natürlich auch nicht kindgemäß leben.

Konflikte und Spannungen zu Bezugspersonen

Fallbeispiel

25jährige Sekretärin, seit der Kindheit Neigung zu Kopfschmerzen. War deshalb bisher nicht in ärztlicher Behandlung. Seit ca. einem Jahr allmähliche Zunahme der Beschwerden. Inzwischen gebe es kaum noch einen Tag ohne Kopfschmerzen. Dazu geringere Belastbarkeit, Nervosität, gestörter Schlaf, Konzentrationsprobleme im Beruf.

Die Suche nach einer organischen Ursache blieb ergebnislos. Auf Befragen gab sie an: Sie hat vor drei Jahren gegen den Willen ihrer Eltern geheiratet. Das Verhältnis zu ihnen ist seitdem gespannt. Keiner will nachgeben. Sie leide sehr darunter. Anfangs wurde das durch ihre glückliche Ehe verdrängt. Sie sei unglaublich verliebt gewesen und, mit heutigen Augen betrachtet, regelrecht blind. Inzwischen habe sich ihr Mann, der 15 Jahre älter ist als sie und bisher unverheiratet bei seiner Mutter wohnte, als ein Egoist entpuppt. Er wolle seine häusliche Ordnung, wie er sie von seiner Mutter gewohnt sei. Da sie gern weiter berufstätig bleiben wolle, beginne abends ihre 2. Schicht. Er weise sie sehr oft nörgelnd auf kleine Unzulänglichkeiten im Haushalt hin, als sei sie seine Hausangestellte. Ständig vergleiche er sie mit seiner Mutter. Wenn sie abends gegen 22.00 Uhr schlafen gehe, sehe er noch bis nach Mitternacht fern. Dann wecke er sie, um sich ziemlich schnell und ohne Umschweife abzureagieren. Morgens sei er um 5.30 Uhr ausgeschlafen und erwarte, daß sie ihm das Frühstück zubereitet, obwohl sie erst 1 Stunde später aufstehen müßte. Leute, die länger als er schlafen, seien für ihn Faulpelze. Überhaupt lasse er ihr keinerlei Freiräume; alles habe so zu sein, wie er es wünscht.

Sie habe sich nach Meinung ihrer Freundin, die auch mit ihr zusammenarbeitet, sehr verändert. Sie sei weniger heiter als früher, mitunter gereizt, eile auf dem schnellsten Weg nach Hause. Oft grübele sie darüber nach, wie sich ihr Leben verändert hat und wie es weitergehen soll. Sie hatte sich vorgenommen, bis zum ersten Kind zu arbeiten. Nun schiebe sie eine Schwangerschaft hinaus, weil sie inzwischen schon an Trennung denke. Sie schäme sich aber, besonders ihren Eltern gegenüber, diese offensichtliche Fehlentscheidung einzugestehen. Sie hoffe auch immer noch, er könnte sich ändern, denn sie hänge doch noch an ihm.

Konflikte in der Familie, mit Nachbarn oder im beruflichen Bereich sind eine häufige Quelle für Kopfschmerzen und andere Störungen von körperlichen und geistig-seelischen Funktionen. Es ist wie ein Teufelskreis, aus dem man sich schwer befreien kann. Keinesfalls ist der Betroffene immer für die Konflikte verantwortlich. Sie können ja schon dadurch entstehen, daß der kerngesunde Partner nicht in der Lage ist, die geringere Vitalität, geringere körperliche Leistungsfähigkeit des anderen zu verstehen (sei es bei strapaziösen Reisen, Wanderungen, intensiver Gartenarbeit oder in der Intimsphäre). Spannungen entstehen bei wenig toleranten Partnern schon durch unterschiedliche Gewohnheiten (Zeitpunkt des Aufstehens am Wochenende, Grad des körperlichen Bewegungsbedürfnisses, Eßgewohnheiten usw.). Dabei ist es nicht eine „reine Willenssache", wie lange man bei Wanderungen oder auch nur bei einem Einkaufsbummel ohne erneute Nahrungsaufnahme oder eine Rast durchhält und sich wohlfühlt. Das kann eine körperlich bedingte Notwendigkeit sein. So sind überhaupt viele Gewohnheiten aus einem diesen Menschen immanenten Bedürfnis erklärbar und sollten nicht mit Gewalt geändert werden. Das Zusammenleben wird leichter, wenn Sie dem anderen innerhalb einer für alle akzeptablen Spielbreite seine Eigenheiten belassen.

Körperliche Faktoren

Ungewohnte körperliche Belastungen

Jeder kennt Muskelkater nach ungewohnten Beanspruchungen von Muskeln. Genauso sind Beschwerden, die durch Kreislaufregulation entstehen, besonders bei dazu disponierten Menschen nicht selten, obwohl die Tätigkeit an sich keinesfalls ungesund ist, sondern eben nur ungewohnt. Bekommt man bei körperlicher Anstrengung Kopfschmerzen oder Schwindel, ist dies keinesfalls ein Grund, nun für alle Zeiten diese körperliche

Betätigung zu lassen. Sie muß nur richtig dosiert werden. Entsprechend ist es z. B. mit der Sauna. Viele meinen zu Beginn, sie müßten sich ebenso verhalten wie die routinierten Saunagänger, was die Dauer und Häufigkeit des Aufenthalts betrifft. Bekommen sie dann Beschwerden, meist Kopfschmerzen und Schwindel, meiden sie die Sauna künftig in der Meinung, sie vertrügen sie nicht. So lassen sie sich dann viele angenehme und gesundheitsfördernde Stunden entgehen.

Leider gibt es auch Menschen, die solchen Erfahrungen gegenüber nicht lernfähig sind, die also gleiche Fehler immer wieder machen und dann erstaunt sind, wenn das eigentlich voraussehbare Ereignis eintritt. Sie wollen ihre körperlichen Voraussetzungen nicht akzeptieren, meinen womöglich, daß alles nur eine Frage des Willens sei. Eine wichtige Vorbedingung zum Wohlbefinden ist es aber, sich mit seinen körperlichen und geistigen Gegebenheiten zu arrangieren, aus der nun einmal vorhandenen Substanz das Beste zu machen. Sie sollten nicht ständig im Hader mit ihrem eigenen Körper und seinen Fähigkeiten liegen oder sich ständig überfordern. Ebenso ist es mit Unzulänglichkeiten in den Körperfunktionen. Schaut ein Mensch mit Bereitschaft des Körpers zu funktionellen Störungen neidisch auf andere, die stärkere Strapazen, etwa durchzechte Nächte, folgenlos überstehen, nützt er seinem Wohlbefinden nicht. Jeder Mensch kann sich, von gelegentlichen Krankheitsphasen abgesehen, auf ein Niveau einstellen, auf dem sein Körper eine relative Stabilität erreicht. Das ist allerdings mit eigenen wohldosierten Aktivitäten verbunden, die gegebenenfalls andere für ihr körperliches Wohlbefinden nicht aufbringen müssen.

Längeres Stehen (Orthostase)

Bei längerem Stehen muß das Herz mit mehr Kraftaufwand das durch die Schwerkraft in die unteren Körperregionen abgesackte Blut zurückpumpen. Schafft es das nicht oder nur ungenügend, reicht das in den Kopf strömende Blut nicht mehr für die optimale Hirndurchblutung aus. Man verliert das Bewußtsein. Besonders Jugendliche in der Pubertät haben eine Ohnmachtsneigung, die bei manchen Menschen während ihres ganzen Lebens weiter besteht und sich besonders bei Hitze, in stickigen Räumen oder auch während und nach körperlichen Erkrankungen bemerkbar macht. Meist sind es Menschen, die auch in sitzender Körperposition niedrigen Blutdruck haben. Aber umgekehrt besteht bei niedrigem Blutdruck nicht zwangsläufig eine Ohnmachtsneigung. Bei vielen sind die der Orthostase entgegenwirkenden Maßnahmen des Körpers voll wirksam oder doch ausreichend. Dazu gehören neben der erhöhten Pumpleistung des Herzens die Verengung der peripheren Gefäße, die Eröffnung von Blutreservoiren und schließlich eine Beschleunigung des Herzschlages, um nur einige zu nennen. Im Rahmen dieser gegenregulatorischen Vorgänge treten bei Disponierten Kopfschmerzen auf, die aber meist rasch verschwinden, wenn diese Belastung des Kreislaufs beendet werden kann.

Belastungen des Kopfes und der Halswirbelsäule

Die Kopfschmerzen, die gelegentlich bei Kindern nach dem Sportunterricht auftreten, haben bei näherem Befragen häufig nach Sprungübungen oder Bodenturnen mit Rolle, Kopfstand usw. begonnen. Es muß hier ursächlich an funktionelle Störungen im Bereich der Halswirbelsäule gedacht werden. Besonders oft werden solche Zusammenhänge aber auch nach Gehirnerschütterungen oder nach sogenannten Bagatell-Kopftraumen beobachtet (Prellungen ohne Erbrechen oder Bewußtlosigkeit). Bei Kopfschmerzen, die im Laufe des Tages beim Schulunterricht oder während der Büroarbeit beginnen, sollten Sie – bevor die „Schuld“ in allen möglichen Umweltfaktoren gesucht wird –

an die länger dauernde starke Kopfbeugung denken. Durch anhaltenden und starken Zug an den Nackenmuskeln entsteht der sogenannte *Anteflexionskopfschmerz,* ein fortgeleiteter Schmerz, der meist im Stirnbereich empfunden wird.

Vertiefte Atmung (Hyperventilation)

Ebenso oft wie nach Erschütterungen des Kopfes wird über Kopfschmerzen nach Ausdauerläufen und allen möglichen längeren Anstrengungen, bei denen man stark „außer Puste gerät", berichtet. Der Grund ist die Hyperventilation, das raschere und tiefere Atmen, bei dem Kohlensäure vermehrt ausgeatmet wird. Durch den sinkenden Kohlensäuredruck und die dadurch entstehende Gefäßverengung kann eine Reihe von Symptomen ausgelöst werden, insbesondere bei tetanischer Bereitschaft ein Kribbeln im Gesicht und in den Händen, ein Angst- und Engegefühl oder partielle Verkrampfungen von Muskeln und Kopfschmerzen. Bei dazu Disponierten sind häufig Kopfschmerzen die einzigen daraus entstehenden Beschwerden.

Unterzuckerung des Blutes (Hypoglykämie)

Jeder Mensch braucht stets eine bestimmte Menge von Kohlenhydraten zur Ernährung seiner Körperorgane. Die im Blut gelöste Glukose ist meßbar. Gegenüber einem Mangel sind besonders Hirnzellen empfindlich. In Abhängigkeit von der Nahrungsaufnahme schwankt die Konzentration der Blutglukose, bleibt aber durch Autoregulationsvorgänge des Körpers normalerweise in bestimmten Normgrenzen. Bei manchen Menschen sinkt sie nach längerer Nahrungskarenz (Nachtruhe, unregelmäßige Mahlzeiten) oder körperlicher Anstrengung stärker ab und verursacht u. a. Kopfschmerzen. Im Gegensatz zur Migräneattacke löst sich der Kopfschmerz meist sofort nach Normalisierung des Blutzuckerspiegels.

Normabweichungen des Blutdruckes (Hypotonie, Hypertonie)

Das Herz pumpt mit jedem Schlag mit Sauerstoff angereichertes Blut in die große Körperschlagader (Aorta) und von dort in die nächsten großen Arterien bis zu den immer kleiner werdenden Gefäßen in den verschiedenen Organen. Dies geschieht mit einem bestimmten Druck, der normalerweise am Arm gemessen wird. Dieser Blutdruck bewegt sich in bestimmten Normgrenzen. Manche Menschen neigen zu niedrigem Blutdruck, fühlen sich dabei aber wohl und leistungsfähig. Bei körperlichen Erkrankungen und bei zu wenig körperlicher Bewegung oder bei Schlafdefizit kann der Körper mit einer Erniedrigung des Blutdrucks reagieren. Auch nach der Nachtruhe ist er niedriger und steigt im Laufe des Tages an, so daß sich Menschen mit niedrigem Blutdruck meist in den Nachmittags- und Abendstunden wohler fühlen und konzentrierter arbeiten können. Kopfschmerzen können aus der veränderten Wandspannung der Blutgefäße, aber auch durch das geringere Angebot an Sauerstoff im Gehirn entstehen.

Wird das Blut mit übermäßig hohem Druck durch die Arterien gepumpt, kann das ebenfalls Kopfschmerzen verursachen. Dies hängt nicht nur von der absoluten Druckhöhe ab. Manche Menschen haben über Jahre einen hohen Blutdruck und fühlen sich dabei wohl. Dagegen reagieren die Kopfgefäße meist auf plötzliche Druckänderungen, z. B. verursacht durch übermäßigen Kaffeegenuß, ungewohnte körperliche Anstrengungen wie schweres Heben, aber auch durch psychische Belastungen. Sogenannte Hochdruckkrisen, gleich welcher Ursache, gehen generell mit heftigen Kopfschmerzen einher.

Überlastung der Augen

Eine der häufigsten Ursachen für Kopfschmerzen ist eine übermäßige Beanspruchung der Augen. Das kann durch Kurzsichtigkeit, Weitsichtigkeit oder andere Sehstörungen bedingt sein.

Manche Menschen haben die Angewohnheit, Schriftstücke sehr nahe an die Augen zu halten, obwohl sie sie auch sonst lesen könnten. Dies beansprucht die Augenmuskeln sowie den Sehapparat sehr stark. Schließlich gibt es Menschen, die ihre Augen ungewöhnlich strapazieren, indem sie z. B. stundenlang ohne Unterbrechung Meß- oder Prüfgeräte, Bildschirme, Filmstreifen, Digitalrechner u. a. beobachten müssen, ohne zwischendurch einen Blick ins Grüne werfen zu können. Oder sie lesen bei ungenügender Beleuchtung. Jedes Kind und jeder Erwachsene mit Kopfschmerzen sollte sich deshalb bei einem Augenarzt vorstellen.

Überlastungen des Gleichgewichtsorgans (vestibuläre Überbeanspruchung)

Bei einem Teil der Menschen mit Kopfschmerzneigung besteht gleichzeitig eine Überempfindlichkeit gegenüber einer Reizung des Gleichgewichtsorgans (vestibuläre Überbeanspruchung). So vertragen sie Autofahren, Fliegen oder Schiffsreisen nicht, ebenso wie Schaukeln, Karussellfahren. Zu den typischen Erscheinungen wie Schwindel und Übelkeit kommt dann mitunter auch noch Kopfschmerz.

Gestörter Schlaf

Für das gesamte körperliche und seelische Wohlbefinden nimmt der Schlaf eine Schlüsselstellung ein.

Der Schlaf ist individuell sehr unterschiedlich. Bekannt ist, daß Kinder mehr Schlaf brauchen als Erwachsene und daß ältere Menschen mit weniger Schlaf auskommen als jüngere. Eine andere Frage ist dabei, ob man sich seine Schlafmenge zugesteht. So leben junge Leute häufig mit einem Schlafdefizit, bedingt durch vielfältige Interessen nach Feierabend, familiäre Pflichten, kranke Kinder, lange Fernsehorgien ...

Dagegen wollen es Ältere oft nicht wahrhaben, daß sie mit 6–7 Stunden ihren Bedarf gedeckt haben. Zieht man davon die abendlichen Schlafrunden vor dem Fernseher und das Mittagsschläfchen ab, ist die Nacht mit 5–6 Stunden Schlaf ausgefüllt.

Aber auch innerhalb einer Gruppe Gleichaltriger ist die Schlafmenge, mit der man sich wohl und leistungsfähig fühlt, sehr unterschiedlich. Die meisten haben einen Bedarf von 7–8 Stunden. Von wenigen Menschen ist bekannt, daß sie weniger als 5 Stunden Schlaf brauchen, wie es z. B. von Napoleon überliefert ist. Aber auch 9–10 Stunden werden von einzelnen als notwendig angesehen.

Wissenschaftliche Schlafanalysen haben ergeben, daß während einer Nacht mehrmals unterschiedlich tiefe Schlafstadien durchlaufen werden, die ihre besonderen Funktionen haben.

So sind die tiefen Stadien besonders zur Erholung der körperlichen Funktionen wichtig. Das Stadium des „paradoxen Schlafes", auch REM-Phase genannt (wegen der schnellen Augenbewegungen – rapid eye movements – in dieser Zeit), ist zur Gedächtnisbildung und zur psychischen Verarbeitung des Erlebten (durch Träume) wichtig. Die Schlafanalysen haben auch ergeben, daß Menschen mit geringerem Schlafbedürfnis mehr tiefe Schlafphasen haben als andere. Ebenso ist es, wenn ein Schlafdefizit entstanden ist, sei es durch geselliges Beisammensein, Schichtarbeit, zur Pflege des kranken Kindes, vor Prüfungen ...

Die fehlende Schlafmenge muß nicht in voller Länge nachgeholt werden, um sich wieder wohlzufühlen. Es reicht ein kurzes und damit sehr tiefes „Schläfchen". Diese Fähigkeit, die manche Menschen spontan beherrschen und sich damit auch bei relativ geringem Nachtschlaf ihr Wohlbefinden und ihre Leistungsfähigkeit erhalten, ist erlernbar. Am einfachsten ist es, sich durch einen Kurzzeitwecker nach 15 bis 20 Minuten wecken zu lassen und dann auch wirklich aufzustehen. Nach kurzer Zeit braucht man den Wecker nicht mehr, weil inzwischen der „innere Wekker“ funktioniert.

Dieser Kurzschlaf hat den großen Vorteil, daß die normalerweise im Schlaf sich verändernden Körperfunktionen des vegetativen Nervensystems wie Blutdruck, Muskelspannung, Verdauung usw. noch nicht so stark umgeschaltet sind und man daher auch nach dem Erwachen gleich wieder voll „da“ ist. Schläft man dagegen an einem Wochenende stundenlang, brauchen viele Menschen eine Weile, bis sie wieder richtig wach sind. Fälschlich glauben diese Menschen – das betrifft häufig solche mit niedrigem Blutdruck, der dann im Schlaf weiter absinkt – sie hätten noch immer ein Defizit an Schlaf. Außerdem ärgern sie sich oft über die verlorene kostbare Zeit.

Etwas problematischer ist es bei Menschen, die aus Kummer oder wegen Konflikten Schlafstörungen mit einem Schlafdefizit haben. Dabei spielt es keine Rolle, ob die Probleme komplizierten Menschen nur unlösbar erscheinen oder ob sie es wirklich sind. Weil sich das Grübeln auch im Schlaf fortsetzt, ist die Schlaftiefe meist nur gering, und es tritt keine Erholung ein, solange der Konflikt nicht gelöst oder ein akzeptables inneres Arrangement gefunden wird.

Sind mehrere vegetative Funktionen gleichzeitig in Unordnung geraten, z. B. durch Konflikte oder körperliche Erkrankung, so sollten Sie neben der Behandlung der Ursache in erster Linie den Schlaf normalisieren, notfalls vorübergehend mit Schlafmitteln. Andernfalls werden die weiteren Funktionen wie Konzentrationsfähigkeit, Verdauung, Kreislauf noch instabiler. Ein Begleitsymptom gestörten Schlafes ist der Kopfschmerz. Erhebungen an Kindern und Erwachsenen haben ergeben, daß ein hoher Prozentsatz der Menschen, die wegen Kopfschmerzen einen Arzt aufsuchen, unter Schlafstörungen leiden. Sie sind also auf dem Gebiet der Schlaf-Wach-Regulierung störbarer.

Umweltfaktoren

Reizüberflutung

Die Umweltreize haben besonders in den Großstädten und den Industriezentren in den letzten 50 Jahren erheblich zugenommen. Eine Belästigung (und Belastung) stellen Autos und andere motorisierte Fahrzeuge dar. Neben den schädlichen Auspuffgasen ist es die ständig notwendige hohe Konzentration im Straßenverkehr, unabhängig davon, ob man als Fußgänger, Radfahrer oder am Steuer eines Kraftfahrzeugs daran teilnimmt. Für Kinder ist schon das eigenverantwortliche Bewegen im Straßenverkehr eine unerhörte, nicht kindgemäße Leistung, weil sie Spontaneität bei Strafe, Verletzung oder Tod verbietet.

Weitere Reize sind Industrieabgase, ungenügender Sauerstoffgehalt der Luft in Großstädten, hoher Lärmpegel, Kontakte der Haut und der Schleimhäute sowie der Atmungs- und Verdauungsorgane mit einer Vielzahl von chemischen Substanzen. Diese Reize sind objektiv vorhanden; ihnen kann man nicht entgehen. Vom Tage der Geburt an wird man mit ihnen konfrontiert.

Andere Umweltreize können dagegen individuell gesteuert werden. Überbeanspruchung von Auge und Ohr durch Fernsehen, Computer, Radio und Tonbandgerät, die mit unphysiologischer Lautstärke abgehört werden, sowie Dauer und Beanspruchung unserer Sinnesorgane sind abstellbar, soweit es die eigenen Geräte betrifft. Schwieriger ist es schon, wenn der Nachbar ohne Rücksicht auf andere laut und bei offenem Fenster Musik seines Geschmacks erschallen läßt. Aber selbst innerhalb der Familie geht so mancher unbekümmert und rücksichtslos seinen Neigungen nach. Da läuft das Radio oder der Fernseher pausenlos bei sämtlichen häuslichen Verrichtungen, vom Fensterputzen bis zur Erledigung der Hausaufgaben, ja selbst beim Besuch von Freunden oder Nachbarn. Nervosität und Kopfschmerzen sind dann häufige Folgeerscheinungen.

Auch beengtes Wohnen oder ungelüftete Aufenthalts- und Schlafräume können Kopfschmerzen begünstigen. Bei empfindlichen Kindern löst auch schon der Lärm in der Schule und beim Spiel Kopfschmerzen aus.

Mangel an körperlicher Bewegung

Manche Menschen haben einen großen Bewegungsdrang, empfinden die Ermüdung nach körperlicher Betätigung als angenehm. Andere verbringen ihre Freizeit lieber ohne größere physische Anstrengungen. Sie beschäftigen sich vielleicht lieber geistig. Auch ein Hobby ist ja nicht nur Ausdruck der inhaltlichen Interessen, sondern auch der körperlichen Bedürfnisse. Dies reglementieren zu wollen, wäre ein Eingriff in die persönlichen Angelegenheiten des anderen. Nun gibt es aber Menschen, die einfach nicht wissen, daß Störungen des Wohlbefindens auch durch Bewegungsarmut entstehen oder verstärkt werden können. Hat jemand z. B. zu niedrigen Blutdruck, gerät er beim Treppensteigen außer Puste, neigt er zu Kopfschmerzen und vielleicht zu gelegentlichen Herzschmerzen, kann dies – vorausgesetzt, es ergeben sich keine Krankheitszeichen – durch mehr Bewegung wesentlich gebessert werden. Meint dagegen der Betreffende, nun müsse er sich schonen, dann werden die Beschwerden mit Sicherheit zunehmen.

Durch das Muskelspiel bei körperlicher Bewegung werden die in den Muskeln eingebetteten Gefäße passiv mitbewegt; dadurch wird die Durchblutung gefördert. Wesentlich ist noch, daß das Herz für die Muskelarbeit mehr Blut pumpen muß, wodurch auch der Herzmuskel kräftig bleibt und dadurch rationeller arbeiten kann. Die höhere Pumpfähigkeit des Herzens und die dadurch muskelkräftigeren Blutgefäße erhöhen niedrigen Blutdruck. Besonders wichtig ist dies bei Menschen, die insgesamt schwach ausgebildete Muskeln haben. Die anlagebedingt schwache Muskulatur muß um so mehr gekräftigt werden, da sie sonst noch schwächer wird. Und auch ein schlaffes

Herz macht Beschwerden. Es schafft plötzlich gestellte Forderungen nicht, etwa bei größeren Strapazen. Und nun glaubt man erst recht, auch noch herzkrank zu sein. Es besteht also auch hier wieder ein Teufelskreis.

Im allgemeinen wird die Bereitschaft zu Kopfschmerzen durch körperliche Betätigung wesentlich herabgesetzt. Sollten jedoch bestimmte Bewegungen oder Belastungen bei Ihnen Kopfschmerzen zur Folge haben (s. Seite 101), sind diese selbstverständlich zu vermeiden und durch andere zu ersetzen, die keine Beschwerden erzeugen.

Mangel an spielerischer Betätigung

Als Ausgleich für die Schulstunden mit Stillsitzen, Konzentrieren, angepaßtem Verhalten, kommt dem freien Spiel große Bedeutung zu, auch wenn es nicht immer mit körperlicher Bewegung verbunden ist. Das Kind muß die Möglichkeit haben, sich seiner Persönlichkeit entsprechend abzureagieren. Neben dem individuellen Spiel kann das gemeinsame Spiel in Gruppen wie Sportclubs u. a. empfehlenswert sein, weil es wertvolle Eigenschaften wie Mut, Ausdauer und Freude an der eigenen Leistung fördert. Es sollte jedoch nicht unter Leistungsdruck und belastendem zeitlichen Aufwand geschehen.

Das Kind braucht auch in der Familie ein Eckchen, in dem es sich mal still beschäftigen kann, wo es allein oder mit Spielpartnern auch die Probleme des Alltags im Spiel oder im Gespräch abreagiert.

Im Spiel verarbeitet es Konflikte, lernt auch in der Kindergemeinschaft soziale Rangabstufungen und seine eigene Stellung in der Gruppe kennen. Dies alles ist für das seelische Gleichgewicht des Kindes sehr wichtig, und das ist wiederum für das körperliche Wohlbefinden einschließlich der vegetativen Grundfunktionen bedeutsam.

Beim Erwachsenen kann man „Spiel“ durch „Hobby“ ersetzen. Die Palette ist riesengroß. Die einen lieben dabei die Ruhe und Beschaulichkeit, die anderen die Geselligkeit; die einen begeben sich freiwillig in ein Reglement, die anderen entfalten schöpferische Ambitionen; die einen möchten hierbei ein Ziel haben, sich an einem Ergebnis erfreuen, die anderen möchten sich einfach nur körperlich-spielerisch betätigen. Und selbst „Gammeln", Faulenzen, ist nach Zeiten großer Anstrengung angenehm und auch legitim. Dieses „Etwas-anderes-tun" oder „Nichtstun" oder wie Tucholsky treffend formulierte, „die Seele baumeln lassen", trägt wesentlich zum Wohlbefinden bei und ist als wirkungsvolle Prophylaxe bei funktionellen Kopfschmerzen nicht zu unterschätzen.

3. Therapie der gewöhnlichen Kopfschmerzen

Die Behandlung der gewöhnlichen Kopfschmerzen, ob auf der Grundlage einer Gefäßfunktionsstörung, ob durch überwiegend psychische Ursachen oder ob durch wirbelsäulenbedingte Funktionsstörungen, ist keinesfalls einfacher als die der Migräne. Zwar leidet der Mensch, der plötzlich von Migräne überfallen wird, akut und greift oft sogar etwas unkritisch zu den Schmerzmedikamenten, aber nach überstandener Attacke fühlt er sich meist wieder gesund und leistungsfähig.

Gewöhnliches Kopfweh besteht dagegen häufiger chronisch, mit allen sich daraus ergebenden Verkettungen verschiedener sich wechselseitig bedingender und unterhaltender Symptome. Und es ist häufiger mit weiteren Symptomen einer vegetativen Störung gekoppelt.

Da es sich aber beim gewöhnlichen Kopfweh, unabhängig von den provozierenden Faktoren, um ähnliche Regulationsstörungen handelt wie bei der Migräne, können grundsätzlich die gleichen Medikamente wirksam sein. Ob man sich für die sporadische Einnahme einer Schmerztablette entscheidet oder eine vorübergehende Dauertherapie für notwendig hält, hängt nach Durchführung aller prophylaktischen Maßnahmen und nichtmedikamentösen Behandlungsmöglichkeiten vom Schmerzcharakter und dessen Bedingungsgefüge ab. Häufigkeit und Heftigkeit von Kopfschmerzen sind bekanntlich sehr unterschiedlich.

Bei einem akuten, also plötzlich auftretenden Schmerz, dessen Ursache Ihnen nicht erklärlich ist, sollten Sie nicht wahllos nach Schmerzmitteln greifen, sondern schnellstmöglich einen Arzt konsultieren. Die wahllos eingenommenen Schmerzmittel können eine Besserung vortäuschen und damit womöglich eine Krankheit verschleiern.

Ein Kopfschmerz nach einer durchzechten Nacht wird mit einer Tasse kräftigem Kaffee und, falls dies überhaupt notwendig ist, mit einer Schmerztablette „behandelt". Ebenso wird man mit Kopfschmerzen im Zusammenhang mit der Menses verfahren.

Haben Sie aber häufig Kopfweh, kann keinesfalls eine tägliche Einnahme von Schmerztabletten akzeptiert werden. Sie sollten sich immer wieder fragen, ob Sie bereits alles getan haben, um die Ursachen oder auslösenden Faktoren auszuschalten. Dies geschieht oft aus Bequemlichkeit nicht, mitunter ist es allerdings auch nicht möglich. So kann ein besonders reizüberempfindliches Kind, das auf die normalen Gegebenheiten des Schulalltags wie Lärm, Anspannung und langandauernde Konzentration mit Kopfschmerzen reagiert, von diesen „Belastungen" nicht befreit werden. Wohl können Sie seine Kompensationsmöglichkeiten optimieren durch ausreichenden Schlaf, Harmonisierung der schulfreien Zeit, genügend körperlichen Ausgleich. Aber auch eine medikamentöse Therapie zur Stabilisierung der Gefäßreaktionen ist zu erwägen. Es stehen also nicht eigentlich schmerzkupierende Medikamente zur Diskussion, sondern solche mit einer spezifisch gefäßwirksamen Komponente.

Da aber bei Menschen mit Neigung zu Kopfweh oft auch weitere vegetative Grundfunktionen labil sind, ist eine Kombinationstherapie von spezifisch schmerzlindernden mit kreislaufwirksamen bzw. vegetativ wie psychisch beruhigenden, spannungslösenden Medikamenten günstig.

Die Schmerzempfindung ist subjektiv und stark von seelischen Faktoren abhängig. Ihre Intensität ist bisher nicht meßbar. Man weiß aber, daß ein Schmerz dann stärker empfunden wird, wenn er lang anhaltend ist; die Schmerzempfindungsschwelle wird geringer. Das ist ebenso der Fall, wenn sich Menschen besonders auf den Schmerz konzentrieren, weil sie ihn als Warnsignal für eine vermutete schwere Erkrankung ansehen oder weil sie überhaupt zur ängstlichen Beobachtung ihres Körpers neigen. Auf der anderen Seite besteht relative Schmerzunempfindlichkeit bei tiefer Trauer, sexueller Erregung oder Ablenkung. So wurden z. B. schwere Kriegsverletzungen erst nach der Kampfhandlung bemerkt, da vorher die Aufmerksamkeit vom eigenen Körper abgelenkt war.

Man muß bei der Therapie auch die „Empfindlichkeit" eines Menschen berücksichtigen. Einige klärende Worte des Arztes können oft den Verbrauch an Schmerzmitteln reduzieren. Die Therapie eines chronischen Kopfschmerzes, welche die verschiedenen Mechanismen des Auslösens und Unterhaltens der Kopfschmerzen berücksichtigt, ist in enger vertrauensvoller Zusammenarbeit zwischen Arzt und Patient aussichtsreich. Dabei sollte aber stets das Prinzip geringstmöglicher Medikamentengaben eingehalten werden. Sie können sich auch dahingehend erziehen, einen Schmerz als erträglich zu akzeptieren und trotz der Beeinträchtigung des Wohlbefindens nichts einzunehmen. Wesentlich dafür ist die Haltung gegenüber seinem körperlichen Befinden. Von Sigmund Freud, dem großen Arzt und Begründer der Psychoanalyse, ist bekannt, daß er selbst stärkste Schmerzen (er hatte Kehlkopfkrebs) ohne Schmerzmittel ertrug, da er immer einen klaren Kopf behalten wollte.

Ein weiterer Grund, rasch zur Tablette zu greifen, ist der gesellschaftliche Leistungszwang. Wer kann es sich schon leisten, sich wegen Kopfschmerzen einige Stunden zurückzuziehen? Selbst verordnete und als sinnvoll akzeptierte Maßnahmen wie z. B. Autogenes Training oder ein Fitneßprogramm fallen irgendwelchen gesellschaftlichen Zwängen oder Verpflichtungen zum Opfer.

In dieser Beziehung sind Kinder unkomplizierter. Bei heftigen Schmerzen ziehen sie sich spontan vom Spiel zurück, lassen sich den Schmerz durch ein aufgelegtes Läppchen, eine Einreibung aus ätherischen Ölen o. ä. lindern und gehen sofort wieder spielen, wenn es ihnen möglich ist. Bei weniger heftigen Schmerzen unterbrechen sie das Spiel nicht und geben erst auf Befragen an, daß sie Beschwerden hatten oder haben. Sie reflektieren je nach Alter noch wenig über diesen Zustand und steigern sich daher seltener hinein.

Bei unkritischer hochdosierter Analgetikaeinnahme besteht die Gefahr der anhaltenden Vergiftung. Es kann zu Schädigungen des Verdauungssystems (Magen, Leber, Darm), des blutbildenden Systems, der Nieren und des Gefäßsystems kommen. Daraus können z. B., so paradox dies klingen mag, Kopfschmerzen resultieren, zu deren Linderung dann wiederum zu Tabletten gegriffen wird; ein Teufelskreis entsteht. Auch auf die Gefahr der Gewöhnung mit körperlicher und psychischer Abhängigkeit muß hingewiesen werden. Der Griff zur Tablette wird zum Bedürfnis schon bei geringsten Unpäßlichkeiten und Schmerzen. Auch die länger dauernde hochdosierte Einnahme der genannten gefäßwirksamen Präparate ist nicht ungefährlich. Es kann dadurch zu Gefäßverkrampfungen und daraus folgenden Kopfschmerzen, aber auch zu Durchblutungsstörungen kommen.

Sie sollten also stets die Anweisungen des Arztes beachten und ihm auch etwaige freiverkäufliche oder von anderen Ärzten verordnete Medikamente angeben, um Überdosierungen gleicher Wirkstoffe zu vermeiden.

Cluster-Kopfschmerz („Migräneneuralgie“)

Synonym für diese Begriffe werden weitere Bezeichnungen gebraucht. Die häufigsten sind: Histamin-Kopfschmerz, Horton-Neuralgie, Bing-Horton-Syndrom, Erythroprosopalgie.

Fallbeispiel

41jähriger Lehrer. Seit 2 Wochen jede Nacht mehrmals heftigste Schmerzattacken im Bereich des rechten Auges, sehr plötzlich beginnend, für ca. 30–40 Minuten. Dabei träne das Auge sehr stark, sei gerötet und sehr empfindlich. Die Zustände rauben ihm die Nachtruhe, er fürchte schon beim Einschlafen diese unerträglichen Schmerzen. Er müsse das Bett verlassen, laufe wie ein Tiger im Käfig hin und her, könnte die Wände hochgehen. Ähnliches hatte er schon mal vor einigen Jahren. Damals sei es nach einigen Tagen wieder völlig verschwunden. Schmerztabletten hätten bisher überhaupt nicht geholfen. Er sei lediglich am nächsten Tag benommen. Er rauche mehr als 25 Zigaretten pro Tag, seit Beginn der Schmerzattacken nehme er abends einen kräftigen Schluck Kognak. Sonst trinke er nur gelegentlich Alkohol. Er sei in letzter Zeit stark im Streß, da die Umstellung der Schultypen und Lehrpläne ziemlich chaotisch verlaufen sei.

Dieses relativ seltene, aber sehr unangenehme Beschwerdebild wurde in Deutschland lange nach den Erstbeschreibern als Bing-Horton-Syndrom bezeichnet. Nachdem Kunkle und Mitarbeiter 1952 erstmalig in einer amerikanischen Fachzeitschrift den Begriff Cluster-headache (engl. Cluster – sich zusammenballen) verwendet hatten, setzte er sich international durch.

Dieses Beschwerdebild hat Ähnlichkeiten mit der Migräne, aber auch charakteristische Eigenheiten. Der Schmerz beginnt plötzlich und erreicht nach ca. 20 Minuten sein Maximum. Er ist sehr heftig, stechend, brennend, bohrend. Manche beschreiben ihn, als werde ein glühendes Messer ins Auge gestochen. Die Beschwerden treten im Bereich eines Auges auf, das dann stark gerötet ist. Weitere Begleiterscheinungen sind Tränenfluß, geschwollene Nasenschleimhaut und gelegentlich Rötung der gleichen Gesichtshälfte. Oft klagen die Betroffenen auch über Übelkeit und Lichtempfindlichkeit. Diese Zustände treten stets auf der gleichen Seite auf und dauern 20 Minuten bis 2 Stunden. Sie können sich täglich mehrmals wiederholen. Etwa ein Drittel der Betroffenen wird nachts zu bestimmten Zeiten durch den Schmerz aus dem Schlaf geweckt. Nach mehrwöchigen Perioden solcher quälenden Zustände vergehen dann mitunter Monate oder Jahre bis zum erneuten Auftreten.

Als Auslöser werden ähnlich wie bei der Migräne folgende Faktoren genannt: Streß, Hitze, Kälte, grelles Licht, bestimmte Nahrungsmittel wie Schokolade, Eier, Milchprodukte, ungeschälte Äpfel, Schweinefleisch. Die Episoden treten periodisch auf, mitunter besteht eine jahreszeitliche Rhythmik mit einer Häufung im Frühjahr und im Herbst.

Der Beginn von Cluster-Kopfschmerz liegt selten vor dem 20. und selten nach dem 50. Lebensjahr. Es sind fast ausschließlich Männer betroffen. Gegenüber der Migräne kommen diese Zustände etwa im Verhältnis 2:100 vor, wobei auch ein Verhältnis von etwa 4:100 in der Literatur angegeben wird. Familiäre Häufungen sind äußerst selten, dagegen werden oft andere Kopfschmerzen familiär beobachtet.

Die Ursache ist bisher unbekannt. Biochemische Untersuchungen ergaben, daß Histamin eine Rolle spielt. Im Zusammenhang mit diesen Schmerzattacken wurden folgende Faktoren häufig beobachtet: allergische Bereitschaft, Magengeschwüre, Nikotinmißbrauch, Einnahme gefäßerweiternder Substanzen, hormonelle Einflüsse.

Therapie

Zur *Attackenkupierung,* also zur sofortigen Schmerzbehandlung, muß jeder Patient eigene Erfahrungen sammeln. Bei sehr kurz dauernden Attacken muß ein Medikament sehr rasch gegeben werden können. Eine Tabletteneinnahme verbietet sich, da die Wirkung frühestens nach 20 Minuten zu erwarten wäre. Gute Erfolge zeigen *Ergotamine,* wenn sie als Injektion oder als Aerosol gegeben werden. Gewöhnliche Analgetika sind meist wirkungslos. Als sehr effektiv hat sich reiner *Sauerstoff,* 5–10 Minuten über Gesichtsmaske sofort nach Attackenbeginn, erwiesen. Entsprechende Sauerstoffgeräte können vom Arzt verschrieben werden.

Hat ein Patient eine Episode mit mehreren Cluster-Attacken pro Tag, ist eine *Intervalltherapie* mit regelmäßiger Medikamenteneinnahme erforderlich. Auch hierfür sind Ergotamine *(Dihydroergotamin)* gut geeignet. Ist eine längerdauernde Intervalltherapie nötig, muß die Dosierung aber sehr sorgfältig mit dem Arzt besprochen werden, da Überdosierungen von Ergotamin rasch zu Gefäßspasmen mit daraus resultierenden Kopfschmerzen und Durchblutungsstörungen führen können. Gute Erfolge sind auch beim Kalziumantagonisten *Verapamil* zu erwarten. Innerhalb von 5 Tagen steigert man langsam von 80 mg bis 240 (–320) mg pro Tag in Einzeldosen und achtet auf Symptome durch eine mögliche Blutdrucksenkung, Stuhlverstopfung und Appetitsteigerung. Dazu kann bei unzureichender Wirkung Ergotamintartrat (am besten als Zäpfchen) gegeben werden.

In den letzten Jahren hat sich das *Lithium* als sehr wirksam erwiesen. Es führt in einer Dosierung von 300–900 mg/Tag in etwa 95% der Fälle zu einer erheblichen Reduzierung der Beschwerden. Hier muß eine besonders sorgfältige Überwachung der Dosis und des Wirkspiegels im Blut gemeinsam mit dem Arzt erfolgen. Als Nebenwirkungen können auftreten: Händezittern (Tremor), Durchfälle, Bauchweh, Übelkeit,

Schwindel, Schlafstörungen, Schläfrigkeit. Weitere Präparategruppen wie Antihistaminika oder Serotoninantagonisten können probiert werden, in sehr hartnäckigen Fällen kann auch der Einsatz von Prednisolon erwogen werden.

Spannungskopfschmerz

Fallbeispiel

52jährige Angestellte einer Sparkasse. Sie kam wegen permanenter Kopfschmerzen in die Sprechstunde. Sie seien meist im Stirnbereich lokalisiert, häufig aber auch im Nackenbereich. Sie habe oft schon morgens nach dem Aufwachen Kopfschmerzen, denke dann, sie habe sich „verlegen". Oft werden sie dann tagsüber immer intensiver, besonders an Tagen mit viel Kundschaft und Streß. Sie sei sehr gründlich und gerate dann mitunter in Zeitnot. Sie sei auch sehr empfindlich, nehme Kritik sehr ernst und neige überhaupt dazu, alles zu schwer und zu persönlich zu nehmen. Leider sei es aber tatsächlich schon mal vorgekommen, daß sie infolge ihrer dauernden Kopfschmerzen Durchhänger habe, auch abweisender gegenüber Arbeitskollegen geworden sei.

Da der Kopfschmerz seit vielen Jahren besteht, sei sie auch schon bei vielen Ärzten gewesen, habe auch schon viele Methoden versucht wie z. B. Akupunktur, Diäten, Sport. Auch beim Homöopathen sei sie schon gewesen, als ihr Hausarzt nach allen möglichen Untersuchungen sagte, er finde nichts. So habe sie ziemlich viele Schmerztabletten geschluckt, aber das könne so nicht weitergehen. Womöglich sei doch etwas Ernsthaftes dahinter.

Von Spannungskopfschmerz (im englischsprachigen Raum tension headache) spricht man dann, wenn Muskelverspannungen im Nackenbereich, aber auch der Stirnmuskel mit Kopfschmerzen verbunden vorkommen. Probleme ergeben sich schon daraus, daß oft schwer zu unterscheiden ist, ob die Muskelverspannungen den Kopfschmerz ausgelöst haben oder umgekehrt. Beides ist möglich. So schwanken die angegebenen Häufigkeiten dieser Kopfschmerzart erheblich (zwischen 4 und 40% der Patienten einzelner Kopfschmerzexperten) je nachdem, welche Bezeichnungen vom jeweiligen Autor bevorzugt werden. Darüberhinaus gibt es aber echte Überschneidungen zwischen Migräne, Spannungskopfschmerz und gewöhnlichem Kopfweh und auch paralleles Vorkommen dieser Kopfschmerzarten bei einer Person.

Der Schmerz beginnt häufig schleichend in den Morgenstunden, mitunter auch schon aus dem Schlaf heraus, steigert sich langsam und hält häufig den ganzen Tag über an. Er beginnt meist im Nacken- und Hinterkopfbereich, selten einseitig, zieht dann über die Schädeldecke bis zur Stirn- und Augenregion. Der Charakter der Schmerzen wird als ziehend, dumpf, spannend oder bohrend beschrieben, auch als Reifengefühl oder als Schweregefühl im Kopf. Häufig werden Knoten in der Nackenmuskulatur angegeben. Bei etwa einem Viertel der Patienten bestehen außerdem Übelkeit und Erbrechen. Auslösend können vor allem ruckartige Kopfbewegungen, ein „Verliegen" im Schlaf, Kälte sein, aber auch Alkoholgenuß. Streß und Angstsituationen, generell psychische Faktoren, spielen als Auslöser eine entscheidende Rolle.

Es bestehen enge Beziehungen zwischen Gemütsbewegungen und Muskelspannung sowie auch zwischen Schmerz und Muskelspannung. Über ein kompliziertes System im Hirnstamm, das mit dem Großhirn und dem Rückenmark verbunden ist, werden Erregungen und Aktivierungen dieses Systems in Erhöhung der Muskelspannung umgesetzt. Der Spannungszustand der Muskulatur (Tonus) ist folglich nicht nur eine Widerspiegelung seelischer Vorgänge, sondern zeigt gleichzeitig den Wachheitsgrad eines Menschen, seinen vegetativen Status, also die Gesamtbefindlichkeit an. Angst, Schrecken, Zorn, Wut, aber auch freudige Erregung erhöhen auf diesem Wege den Spannungszustand der Muskulatur. Bei nachlassender Aufmerksamkeit oder Ermüdung wird sie dagegen geringer.

Daneben kann es durch umschriebene Störungen und schmerzhafte Veränderungen, z. B. im Bereich der Wirbelsäule oder einzelner Nerven, zu begrenzten Steigerungen der Muskelspannung kommen. Diese führen ihrerseits wieder zu den o. g. typischen Schmerzverkettungssyndromen.

Ähnlichkeiten des Schmerzcharakters zum gefäßbedingten Kopfschmerz bestehen. Verspannte Muskeln, die mit der Methode der Elektromyographie gemessen oder schon bei der klinischen Untersuchung festgestellt werden, finden sich ebenfalls bei vielen dieser Fälle. Auch bezüglich vegetativer Symptome bestehen keine wesentlichen Unterschiede zwischen Patienten mit Spannungskopfschmerzen und gefäßbedingten (Migräne oder gewöhnliches Kopfweh). Untersuchungen ergaben aber, daß Spannungskopfschmerzen mehr bei ängstlichen, selbstunsicheren Menschen zu beobachten sind. Ihnen wachsen Belastungen schneller über den Kopf. Sie nehmen die alltäglichen Probleme schwer, grübeln darüber nach, zweifeln an der Richtigkeit von Entschlüssen, fürchten sich vor neuen Ereignissen und sind dadurch beständig in innerer Spannung und Unruhe. Bei ihnen ist der normale Vorgang, daß starke Reize mit Streßcharakter zu einer reflektorischen Muskelanspannung führen, verstärkt bzw. häufig vorhanden und dies wird zu einem Dauerzustand. Normalerweise entspannt sich die Muskulatur, wenn die reizauslösenden Faktoren beseitigt oder bewältigt sind. Auch bei psychisch stabilen Menschen können also vorübergehend solche Spannungszustände der Muskulatur mit daraus resultierenden Kopfschmerzen auftreten. Bei Menschen, die mit der Verarbeitung von Konflikten Probleme haben, die emotional instabiler sind, lösen sich die Muskelverspannungen nur unzureichend, chronifizieren sich und damit auch den Kopfschmerz.

Die Schmerzentstehung durch Muskelverkrampfung ist ja vom Muskelkater her bekannt. Darüber hinaus verursacht eine Dauerverspannung der Muskulatur Kompressionen, Einengungen der im Muskelgewebe befindlichen kleinen Gefäße, die dadurch nicht genügend mit Sauerstoff versorgt werden. Dies kann zu einer Überempfindlichkeit der Schmerzrezeptoren in den Gefäßen führen. Eine weitere Möglichkeit der Schmerzentstehung wird durch eine Überbeanspruchung der Muskelsehnenansätze erklärt.

Übergänge des Spannungskopfschmerzes gibt es auch zum spondylogenen Kopfschmerz (gestörte Beweglichkeit der Halswirbelsäule, entsprechende röntgenologische Veränderungen, Auslösung der Beschwerden durch unphysiologische Belastung der Wirbelsäule, z. B. durch ungünstige Kopfhaltung). Beiden Formen gemeinsam ist die Schmerzausstrahlung vom Hinterkopf nach vorn sowie die Druckempfindlichkeit der Schulter-Nacken-Muskulatur und der Sehnenansätze am Hinterkopf.

Andererseits führen chronische Muskelverspannungen im Rahmen des Spannungskopfschmerzes, also psychisch ausgelöste, allmählich auch zu Fehlhaltungen der Halswirbelsäule und begünstigen damit über Jahre degenerative Abnutzungserscheinungen. Dies kann dann über pathologische Kreisprozesse zu weiterer Verstärkung muskulärer Spannungen und zu schmerzhaften Verkettungssymptomen führen, die selbst nach Beseitigung oder Wegfall der Ursachen anhalten können.

Wie bei chronifizierten Schmerzen häufig, haben die Betroffenen eine gedrückte Stimmung, sind oft müde, interessenlos, igeln sich gegenüber ihrer Umwelt ein, fühlen sich nicht leistungsfähig.

Insgesamt handelt es sich also beim Spannungskopfschmerz um ein komplexes Geschehen, das einerseits durch die engen anatomischen Verbindungen zwischen Muskeln, Nerven, Gefäßen, Bändern und Gelenken der Hals-Nacken-Region und die dadurch entstehenden vielfältigen Wechselwirkungen bedingt ist und andererseits durch die Wechselwirkungen zu psychischen und vegetativen Funktionen weiter kompliziert wird. So kann bei chronischem Kopfschmerz oft nicht mehr die eigentliche Ursache ermittelt werden. Deshalb muß in der Behandlung dem multifaktoriellen Bedingungsgefüge Rechnung getragen werden.

Therapie

Spannungskopfschmerz ist häufig ein chronifizierter Kopfschmerz. Im Laufe der Zeit haben sich zentralregulatorische, vertebragene und psychische Faktoren zu einer schwer unterbrechbaren Schmerzspirale entwickelt. Daher ist auch die Therapie kompliziert. Es reicht nicht, den Schmerz zu beseitigen. Die Therapie muß die genannten Ursachenkomplexe berücksichtigen, natürlich je nach Vordergründigkeit mehr das eine oder das andere:

- Physiotherapeutische Maßnahmen (wie lokale und tiefenwirksame Wärmeanwendungen, Massagen ...) im Bereich der Halswirbelsäule und der Schulter-Nacken-Partie dienen der Lösung von Muskelverspannungen und der Deblockierung evtl. blockierter kleiner Wirbelgelenke.

- Bei geeigneten Patienten (Alter, Intelligenzgrad, Motivation) sollte Autogenes Training bzw. Biofeedback (siehe dort) angewandt werden, um die Patienten zur selbständigen Regulierung ihrer Körperfunktionen zu befähigen und muskuläre Spannungen gleich zu Beginn lösen zu können.

- Psychotherapie ist dann angezeigt, wenn der Betreffende durch alltägliche Ereignisse immer wieder gestreßt wird und dadurch muskuläre Verspannungen und Kopfschmerzen auftreten.

Eine medikamentöse Therapie ist meist im akuten Zustand erforderlich. Zunächst ist aber ein Schmerzmittelmißbrauch zu erfragen und abzubauen. Stattdessen sind trizyklische *Antidepressiva* zu empfehlen, die auch die Schmerzempfindung beeinflussen, andererseits gleichzeitig die oft vorhandene Depressivität. Die Wirksamkeit muß individuell festgestellt werden. Leider haben diese Medikamente unangenehme Nebenwirkungen wie Mundtrockenheit, Stuhlverstopfung, Verschwommensehen, die aber dosisabhängig sind. Läßt der Kopfschmerz nach 1–2 Monaten nach, kann meist auf eine abendliche Erhaltungsdosis reduziert werden.

Vertebragener Kopfschmerz (wirbelsäulenbedingter Schmerz)

Die Wirbelsäule besteht aus einzelnen Wirbeln (Vertebrae), die durch Zwischenwirbelscheiben (Bandscheiben) beweglich miteinander verbunden sind. Daneben erhöhen noch kleine Wirbelgelenke die Beweglichkeit. Zusätzlich wird die Stabilität der Wirbelsäule durch Muskel- und Bindegewebefasern bewirkt, die den gesamten Verlauf begleiten. Im Inneren des Wirbelkanals befindet sich das Rückenmark, aus dem in allen Höhen bis zum dritten Lendenwirbel Nerven austreten und einmünden, die genau bestimmbare Körpergebiete innervieren und Signale von dort zur Zentrale leiten. Außerdem ziehen Blutgefäße im Wirbelkanal und im Muskelgewebe entlang.

Mit zunehmendem Alter verändern sich die knöchernen und auch die knorpeligen Bestandteile. Je nach dem Grad der Belastung und den körperlichen Voraussetzungen sind diese Abnutzungserscheinungen mehr oder weniger stark vorhanden. Diese Veränderungen lassen sich im Röntgenbild erkennen. Unabhängig von solchen degenerativen Veränderungen kann es zu Schmerzen im Bereich des Nackens und des Kopfes sowie zu

Funktionseinschränkungen von seiten der Wirbelsäule und der dort befindlichen Nerven und Gefäße kommen. Auslösend für solche akuten Beschwerden können Kälte und Zugluft, plötzliche Bewegungen (man hat sich verrenkt) oder auch unphysiologische Körperdauerhaltungen sein. Bestehen nun bereits solche o. g. Altersveränderungen des Knochens oder des Knorpels, nehmen die Beschwerden von seiten der Wirbelsäule und damit auch vertebragene Kopfschmerzen zu. Auch wenn sich im Röntgenbild bereits Abnutzungserscheinungen zeigen, ist

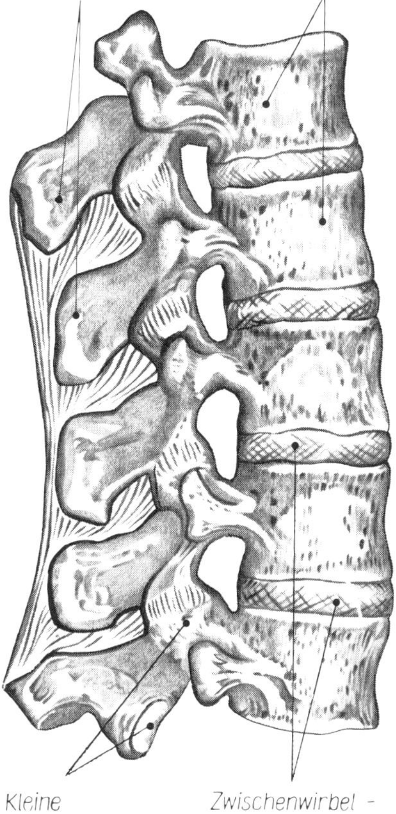

Abb. 23 Seitenansicht eines Abschnitts der Wirbelsäule

dies aber kein Grund zur Resignation. Im Gegenteil, es müssen nun gemeinsam mit dem Arzt Möglichkeiten der Stabilisierung der Wirbelsäule besprochen werden. Abhängig von der Art und Schwere der Störungen muß sich an die Behandlung des akuten Schmerzes stets ein Programm zur Prophylaxe anschließen, da diese oder auch andere Beschwerden stets wiederkehren können.

Der vertebragene Schmerz strahlt meist in den Hinterkopf aus, kann aber auch nach der Stirn projiziert werden. Bewegungen verstärken ihn; die Wirbelsäule wird in gestreckter Schonhaltung fixiert. Charakteristisch ist ein morgendlicher Schmerzbeginn, der sogar aus dem Schlaf heraus entstehen kann. Man hat sich „verlegen“. Dazu ist meist die Nacken- und Schulter-

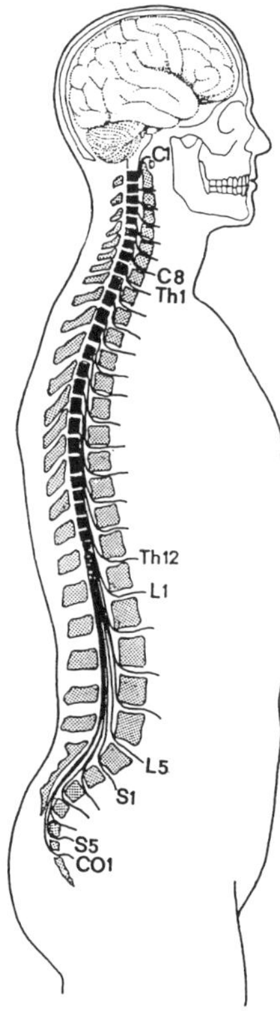

Abb. 24 Wirbelsäule mit Rückenmark und Abgang der Nerven. Nach dem Abgang der Rückenmarksnerven wird unterschieden: Halsmark (pars cervicalis) mit den Segmenten C_1–C_8, Brustmark (pars thoracica) mit Th_1–Th_{12}, Lendenmark (pars lumbalis) mit L_1–L_5, Sakralmark (pars sacralis) mit S_1–S_5 und Co_1.

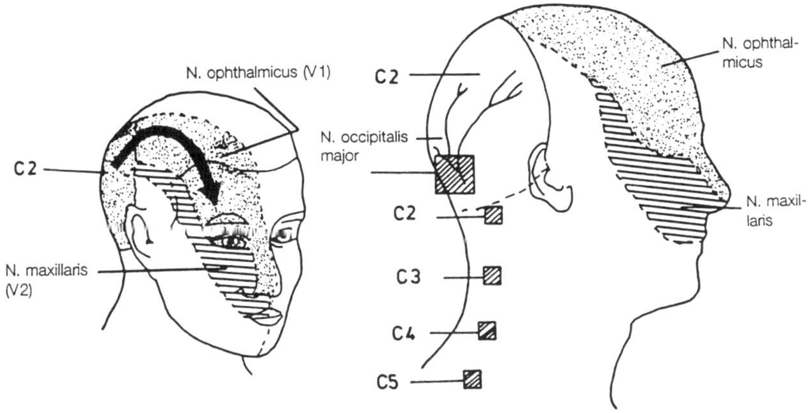

Abb. 25 Schmerzausstrahlung und Triggerpunkte beim vertebragenen Kopfschmerz (nach PFAFFENRATH)

muskulatur schmerzhaft verspannt. Es können auch Schwindel und Ohrgeräusche bestehen. Erschütterungen und extreme Kopfbewegungen verstärken den Schmerz. Mitunter machen sich auch in den Armen Schmerz, Kribbelgefühl, Überempfindlichkeiten der Haut, Muskelschwellungen usw. als Symptome einer Nervenschädigung bemerkbar. Diese Beschwerden können trotz sachgemäßer Behandlung immer wiederkehren, eine Heilung im eigentlichen Sinne ist nicht immer möglich.

Die Intensität der Beschwerden muß nicht mit Veränderungen des Röntgenbildes übereinstimmen. Einerseits können heftige Schmerzen bestehen, ohne daß sich der Knochen oder Knorpel bereits sichtbar verändert hat. Andererseits haben manche älteren Menschen mit massiven Abnutzungsveränderungen der Wirbelsäule relativ geringe Beschwerden.

Eine Bereitschaft zu wirbelsäulenbedingten Beschwerden haben sowohl Menschen mit besonders schwerer körperlicher Belastung als auch solche mit einseitiger Daueranspannung der Muskulatur in unphysiologischer Haltung, z. B. beim Schreibmaschineschreiben oder die halbschräge Dauerhaltung bei Kassiererinnen in Supermärkten.

Weitere Ursachen sind dynamische Überbeanspruchungen durch einseitige Arbeitsbelastungen und sportliche Aktivitäten. Auch Verletzungen der Wirbelsäule, insbesondere sogenannte Schleudertraumen, kommen als mögliche Ursachen anhaltender Beschwerden in Betracht. Wegen der Geringfügigkeit des Unfalls, z. B. bei leichten Auffahrunfällen, wird dies oft übersehen.

Menschen, die von Natur aus wenig kräftige Muskeln und Bindegewebe besitzen und bei denen eine große Beweglichkeit der Gelenke zu beobachten ist, haben ebenfalls oft Beschwerden, da die Wirbelsäule nicht genügend durch den sehr wichtigen muskulären Halteapparat stabilisiert wird. Bei diesen oft sehr schlanken Menschen kommt es besonders leicht zu Gefügestörungen der Wirbelsäule. Bei plötzlichen Bewegungen, beim Anheben einer schweren Last, aber selbst im Bett kann es zu Blockierungen kleiner Wirbelgelenke kommen. Spielt sich dies im Bereich der Halswirbelsäule ab, können neben der Bewegungseinschränkung und der schmerzhaften Verhärtung von Muskelsträngen auch Kopfschmerzen resultieren.

Fallbeispiel

Eine 45jährige große, schlanke Frau stellt sich seit mehreren Jahren in größeren Abständen mit heftigen Kopfschmerzen vor. Sie macht die typische Bewegung des „Helmabstreifens“ von hinten nach vorn, wenn sie die Schmerzen lokalisieren soll. Der Schmerz beginne immer im Nacken und sei nach kurzer Zeit dann auch im Stirn- und Augenbereich vorhanden. Meist sei er einseitig rechts. Frau H. hatte vor 10 Jahren als Beifahrerin einen Autounfall. Während ihr Mann an einer Kreuzung scharf bremste, fuhr das nachfolgende Auto in hohem Tempo auf, weil dessen Fahrer geglaubt hatte, das voranfahrende Auto werde noch (bei gelb-rot) die Kreuzung passieren und er könne ihm noch rasch folgen.

Die Patientin hatte damals ein Schleudertrauma der Halswirbelsäule erlitten. Sie mußte mehrere Wochen eine „Halskrawatte“ tragen, da sie heftige Nackenschmerzen hatte. Seitdem ist die Halswirbelsäule ihr „Schwachpunkt“. Leider wurde sie anfangs mehrfach „eingerenkt“, wenn Blockierungen bestanden. Inzwischen weiß sie, daß sanftere physiotherapeutische Maßnahmen zwar mehr Geduld erfordern, aber für ihre Wirbelsäule schonender sind. Außerdem beherrscht sie inzwischen Spannungsübungen zur Stärkung der Nackenmuskulatur. Ganz vermeidbar sind die akuten Zustände jedoch nicht.

Therapie

Eine Domäne der Behandlung wirbelsäulenbedingter Kopfschmerzen ist die Physiotherapie im weitesten Sinne.

Für Menschen mit schwach ausgebildetem Muskel- und Bindegewebsapparat und Muskelschwäche durch Inaktivität ist eine systematische *Kräftigung der Muskulatur* besonders wichtig. Dies kann allgemein durch körperliches Training erzielt werden. Es gibt aber auch spezielle Übungen, bei denen die entsprechenden Muskeln aktiviert werden. Dadurch nimmt die Muskelmasse zu. Diese Übungen zur Muskelkräftigung sind die einzige vorbeugende Maßnahme und müssen von Ihnen, wenn Sie Neigung zu Beschwerden haben, die von der Wirbelsäule ausgehen, regelmäßig betrieben werden. Alle anderen Maßnahmen haben helfenden, beschwerdelindernden Charakter. Von Heilung kann man nur bedingt sprechen, da Sie zwar wieder völlige Beschwerdefreiheit erreichen, aber neue Beschwerden damit nicht verhindern können.

Bei schmerzhaften Verspannungen der Schulter- und Nackenmuskulatur, Bewegungseinschränkung des Kopfes, Kopfschmerz und Schwindel bei Kopfbewegungen sind spannungslösende und durchblutungsfördernde Maßnahmen zweckmäßig.

Dazu gehören insbesondere *Wärmeanwendungen* auf die schmerzende Region sowie Einreibungen. Sehr wirksam und individuell steuerbar sind *Massagen,* evtl. mit *Dehnung* der Wirbelsäule und einzelner Muskelgruppen. Bei älteren Menschen und solchen mit starken Veränderungen der Wirbelsäule sind solche Dehnungen mit Instrumenten (z. B. mit dem Perlschen Gerät, der Glissonschlinge oder als Unterwasserextension) nur sehr vorsichtig und unter strenger Aufsicht des Arztes vorzunehmen, da es zu Gefügelockerungen der Wirbelsäule kommen kann.

Auch bei jüngeren Menschen wendet man solche Extensionen nicht zu häufig an, da das gesamte Wirbelsäulengefüge gelockert und dadurch immer anfälliger für Belastungen wird. Sehr wirksam ist eine Reihe von Methoden, die mit Apparaten vorgenommen werden und der Durchwärmung bzw. der feinen tiefenwirksameren Massage dienen, wie z. B. *Kurzwelle, Ultraschall, Diadynamik, Reizstrom.* Alle genannten physiotherapeutischen Maßnahmen können ärztlich verordnet werden. Masseure/Masseurinnen bzw. Krankengymnasten führen diese Verordnungen dann durch bzw. leiten Sie an, die Übungen selbst korrekt anzuwenden. Ein Teil der Kosten muß vom Patienten zugezahlt werden. Bei blockierten Wirbelgelenken können speziell dafür ausgebildete Ärzte durch geschickte Handgriffe die Gelenke wieder einrenken, wobei sich hierfür in den letzten Jahren zunehmend eine sogenannte *„weiche Technik"* durchsetzt, die für die Gelenke schonender als das sogenannte „Knacksen" ist.

Bei allen gut wirksamen Maßnahmen bleibt jedoch immer Ihre aktive Mitwirkung wesentlich. Sie können durch sorgfältige Beobachtung evtl. auslösender Faktoren dem Arzt wichtige Informationen geben. Vor allem aber können Sie sich bemühen, diese Faktoren zu meiden oder wenigstens gering zu halten. Ist dies nicht möglich, z. B. bei beruflicher einseitiger Überbelastung, können Sie für Ausgleich sorgen, indem Sie in der

Freizeit auch andere Muskelgruppen arbeiten lassen, z.B. durch Rückenschwimmen, Schultergürtelgymnastik, Radfahren usw.

Auf jeden Fall ist der bewährte Satz *„Vorbeugen ist besser als Heilen“* auch für Wirbelsäulenbeschwerden voll gültig. Bei jeder neuen Beschwerdewelle tragen Sie zum weiteren Verschleiß der Substanz bei, mit der jeder bis zum Lebensende auskommen muß. Auch der Grundsatz, daß man den Anfängen wehren sollte, hat Bedeutung. Überwinden Sie sich bereits bei geringen Beschwerden, wieder mehr für Ihren Körper zu tun, so verhindern Sie mit Sicherheit Komplikationen.

Leider gewinnt man bei manchen Menschen den Eindruck, daß sie es „darauf ankommen lassen“. Sie vermeiden unphysiologische Tätigkeiten nicht, sie lassen die Beschwerden anwachsen, auch wenn daraus chronische Fehlfunktionen, Schmerzen oder sogar neurologische Symptome entstehen. Die Behandlung ist dann entsprechend langwierig und aufwendig und kann vielleicht sogar eingetretene Arbeitsunfähigkeit nicht rückgängig machen.

Gesichtsneuralgien

Es handelt sich um Schmerzen im Ausbreitungsgebiet eines peripheren Nervs. Die Schmerzen sind reißend, bohrend, wie Messerstiche, also sehr heftig. Der Schmerz kann im Gesicht lokalisiert sein oder kann Teile der Kopfhaut, das Ohr oder Teile des Rachens betreffen.

Meist ist die Schmerzursache unbekannt. Man spricht dann von der idiopathischen oder genuinen Form. Solche Neuralgien können auch durch mechanische, entzündliche oder toxische Schädigungen des Nervs oder seiner Wurzel entstehen. Solche Ursachen können sein: *Tumoren* des Nervs oder des Ganglion selbst, *mechanische* Schädigungen durch Raumforderungen,

Verletzungen, *entzündliche* Ursachen z. B. durch Gürtelrose (Herpes zoster), *toxische* Schäden durch Alkohol, Diabetes mellitus. Neuralgien können auch durch fortgeleitete Entzündungen, z. B. der Zähne und Nebenhöhlen oder durch Prozesse im Schädelinneren entstehen (z. B. durch Tumoren, Gefäßerkrankungen, Entzündungen).

Die häufigste Gesichtsneuralgie ist die *Trigeminus-Neuralgie.* Der Nervus trigeminus versorgt (innerviert) den größten Teil der Gesichtshaut, die Augenbindehäute, die Hornhaut, Nasenschleimhaut, die Nasennebenhöhlen und Teile der Mundhöhle sowie Teile der harten Hirnhaut. Bei der sogenannten *idiopathischen* Trigeminusneuralgie ist meist der 2. und 3. Ast des Nervs betroffen, also Wange, Oberlippe, Oberkiefer, Zunge, Unter-

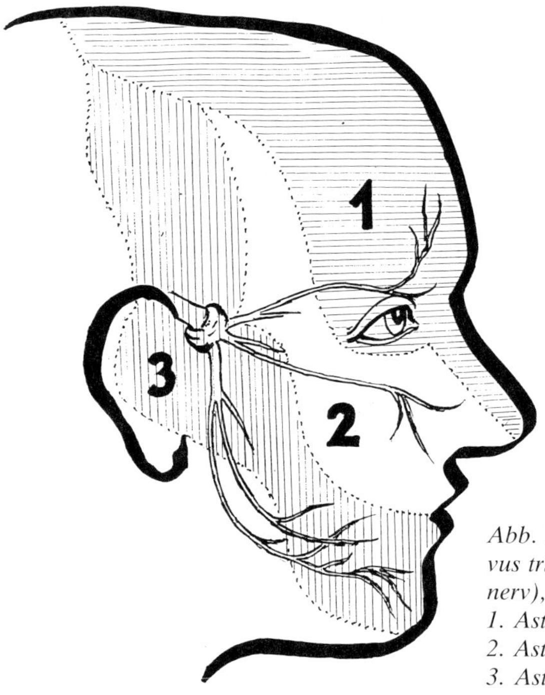

Abb. 26 Die 3 Äste des Nervus trigeminus (Drillingsnerv), des V. Hirnnervs:
1. Ast (N. ophthalmicus),
2. Ast (N. maxillaris),
3. Ast (N. mandibularis)

lippe, Kinn und Bereich vor dem Ohr. Der Schmerz ist stets einseitig. Der erste Nervenast ist bei der idiopathischen Form selten betroffen. Manche empfinden den Schmerz oberflächlich, andere tiefer in der Zahn- oder Kieferregion. Die jeweilige Schmerzstelle ist für die Person typisch. Er schießt blitzartig ein, dauert meist nur wenige Sekunden, ist aber von kaum erträglicher Intensität. Nach längerer Krankheitsdauer kann auch zwischen den Schmerzattacken ein dumpfer Dauerschmerz bestehen bleiben.

Da mit den attackenartigen Schmerzen mitunter ticartige Muskelverkrampfungen auftreten können, wird diese Neuralgie auch als Tic douloureux bezeichnet. Wenn die betreffenden Hautpartien gerötet sind und Tränenfluß dazukommt, kann der Schmerz mit dem Cluster-Kopfschmerz verwechselt werden, der jedoch meist nachts auftritt, während die Trigeminusneuralgie am Tage heftiger ist. Der Schmerz wird häufig durch Berührung dieser Hautpartien ausgelöst („Triggerung"). Kaubewegungen, Sprechen, Kältereize sind von den Betroffenen besonders gefürchtet, die mitunter zum Skelett abmagern, da jede Kaubewegung unerträgliche Schmerzen auslöst. Nach längeren beschwerdefreien Zeiten können im gleichen oder auch in einem anderen Nervenast Rückfälle auftreten.

Neurologische Veränderungen lassen sich bei der idiopathischen Form nicht nachweisen. Sind Veränderungen der Berührungs- und Schmerzempfindlichkeit (Hypalgesie, Hypaesthesie) festzustellen, besteht der Verdacht auf eine *symptomatische* Form. Der Schmerz ist hier Symptom (Krankheitszeichen) einer anderen Erkrankung.

Neuralgien im Bereich weiterer Nerven sind relativ selten.

Das Erkrankungsalter liegt am häufigsten zwischen 40 und 50 Jahren. Bei jüngeren als Zwölfjährigen wurden sie bisher nicht beschrieben.

Fallbeispiel

55jähriger Schriftsteller, kräftig, gesund, sportlich, wird von seinem Zahnarzt überwiesen. Seit etwa 6 Monaten treten plötzlich heftige rechtsseitige Schmerzen im Oberkiefer auf. Obwohl der Schmerz nur einige Minuten anhält, war er doch so heftig, daß der Patient nach der 3. Attacke seinen Zahnarzt aufsuchte. Dieser fand auch nach sorgfältiger Suche keine Ursache im Zahn- und Mundbereich. Nachdem er sich die Schmerzzustände genau schildern ließ, war er auf der richtigen Fährte (leider kommt es nicht selten vor, daß derart Betroffenen erst einige ihrer Zähne gezogen werden, ehe sie beim „richtigen Arzt“ landen).

Bei genauer Befragung gab der Patient an, daß auch der rechte Nasenflügel, die Oberlippe und der Gaumen schmerzhaft seien. Zwischen den ersten Schmerzattacken lag ca. eine Woche, dann wurden sie immer häufiger. Die Schmerzen begannen ohne jede Vorwarnung; inzwischen können sie durch Rasieren, Essen oder Sprechen ausgelöst werden. Während der Attacke zieht sich die rechte Wangenpartie krampfartig zusammen. Mitunter sei neuerdings auch der rechte Unterkiefer und die Zunge betroffen.

Nach sorgfältiger Beschreibung und Untersuchung wird dem Patienten die Diagnose einer ideopathischen Trigeminusneuralgie genannt und erklärt. Eine medikamentöse Therapie mit Carbamazepin brachte bereits nach wenigen Tagen völlige Schmerzfreiheit. Der Patient nimmt das Medikament seitdem regelmäßig, da die Schmerzen sofort wieder auslösbar sind, wenn er es einige Tage unregelmäßig genommen hat.

Therapie

Die medikamentöse Therapie mit dem Antiepileptikum *Carbamazepin* bringt in 60–90 % der Fälle Schmerzfreiheit. Allerdings ist diese Therapie nur symptomatisch, schützt also nicht vor erneuten Schmerzzuständen. Bei sofortiger hoher Dosierung können die Schmerzen innerhalb von 48 Stunden gebessert werden. Starke Nebenwirkungen (Müdigkeit, Schwindel, Magen-Darm-Beschwerden, Gangunsicherheit) zwingen dann aber oft wieder zum Absetzen. Man beginnt daher besser einschleichend und steigert innerhalb einer Woche auf die Vollwirkdosis von 600 mg/Tag. Bei ungenügendem Erfolg kann bis maximal 1200 mg/Tag weitergesteigert werden. Man reduziert wieder, wenn der Schmerz verschwunden ist und nimmt gegebenenfalls über Monate oder Jahre eine gerade zur Schmerzfreiheit notwendige Dosis.

Bei Unverträglichkeit von Carbamazepin können weitere spezielle Medikamente vom Arzt erprobt werden. Einfach Schmerztabletten sollten nicht genommen werden, da selbst hohe Dosen den Schmerz nur unzureichend betäuben. Zur Unterstützung empfiehlt sich eine gezielte Elektrotherapie (galvanische Ströme) im Ausbreitungsgebiet des Nervs.

Ist mit den genannten Maßnahmen keine Schmerzfreiheit zu erreichen, können von darin geübten Ärzten (z. B. Anaesthesisten, Chirurgen) auch direkte Betäubungen dieses Nervs vorgenommen werden. Eine wirksame Hilfe gegen die oft unerträglichen Schmerzen ist also in jedem Falle möglich.

Anhang

Fremdwörterverzeichnis

Accompagnée (franz.)	kompliziert
Akupunktur	Aus dem alten China stammendes Verfahren zur Schmerzbeeinflussung durch Nadeln, die in bestimmte Körperstellen einige Millimeter tief gestochen werden.
Allergie (griech.)	Krankheitserscheinung (z. B. Hauterscheinung, Asthma ...) als Folge einer Antigen-Antikörper-Reaktion
Amine	organische Verbindungen, die sich formell vom Ammoniak ableiten
Analgesie (griech.)	Synonym: Analgie; Aufhebung der Schmerzempfindung.
Angiographie	Röntgenverfahren zur Darstellung von Blutgefäßen mit Kontrastmitteln.
Antiemetikum (lat.)	Mittel gegen Erbrechen
Aura (lat.)	Alle unmittelbaren Prodromalerscheinungen vor einem Anfall, ursprünglich nur vor epileptischen Anfällen, wurde allmählich auch auf Migräne ausgeweitet.
Cephalea (griech.)	Kopfschmerz
Circulus (lat.)	Ring, Kreis
Computertomographie (CT)	Röntgenverfahren, mit dem Strukturen des Körpers (und des Gehirns) schichtweise sichtbar gemacht werden.

Degenerativ (lat.)	„aus der Art geschlagen“
Diagnose (griech.)	Erkennung und Benennung einer Krankheit
Diagnostik (griech.)	Untersuchungsmethodik zur Erkennung einer Krankheit
Differentialdiagnose	Unterscheidung und Abgrenzung ähnlicher Krankheitsbilder
Dilatation (lat.)	Erweiterung
EEG	Hirnstromkurve, Elektroenzephalogramm
Epilepsie	Krampfanfallsleiden
Exanthem (griech.)	Hautausschlag
Ganglion (griech.)	Ansammlung von Nervenzellen im Bereich des peripheren zerebrespinalen und des vegetativen Nervensystems
Hemianopsie (griech.)	Halbseitenblindheit
Hemicrania	Ältere Bezeichnung für Migräne
Heparin	Zuerst aus der Leber isolierter Stoff zur Hemmung der Blutgerinnung, kommt in Mastzellen und Granulozyten vor.
Hypalgesie (griech.)	Herabgesetzte Empfindlichkeit für Berührungsreize
Hyperventilation	übermäßige Atmung
idiopathisch (griech.)	Bezeichnung für Krankheiten, die selbständig und nicht als Folge anderer Krankheiten oder Zustände auftreten.

Intervalltherapie	Kontinuierliche Behandlung von Kopfschmerzen auch zwischen den Attacken.
Ischämie (griech.)	Blutleere eines Organes oder Organteils infolge Drosselung der Blutzufuhr.
Isotope	Atomarten, die zum gleichen Element gehören, aber verschiedene Massen haben. Sie haben eine unterschiedliche Anzahl Neutronen im Kern.
Kapillaren (lat.)	Haargefäße, die die Verbindung zwischen Arterien und Venen herstellen.
Kinine (griech.)	Biologisch aktive Polypeptide, die vasoaktive Eigenschaften haben.
Klimakterium (griech.)	Wechseljahre der Frau. Aufhören der Menstruation.
Kollaps (lat.)	1. Plötzliche allgemeine Körperschwäche und Bewußtlosigkeit infolge Mangeldurchblutung des Gehirns. 2. Zusammenfallen eines Organes, z. B. der Lunge.
Konstitution (lat.)	Summe der anatomischen und physiologischen Eigenschaften des einzelnen Organismus.
Konstriktion	Verengung
Leukozyten (griech.)	weiße Blutzellen
Liquor (lat.)	Flüssigkeit
Liquor cerebrospinalis	Im Hirn und Rückenmarkskanal befindliche Flüssigkeit.

manuell (lat.)	mit der Hand
Neuralgie (griech.)	Nervenschmerz, Schmerz im Ausbreitungsgebiet sensibler und gemischter Nerven ohne klinische Ausfallserscheinungen.
Neuronen (griech.)	Nervenzellen
Ödem (griech.)	Schwellung eines Gewebes durch vermehrte diffuse Wasseransammlung in den Gewebsspalten.
ophthalmisch	das Auge betreffend
Ophthalmoplegie (griech.)	Lähmung der Augenmuskeln
Orthostase (griech.)	Aufrechte Körperhaltung
Orthostatisches Syndrom	Kreislauflabilität mit Absinken des Blutdruckes nach längerem Stehen.
Parasympathikus	Gegenspieler des Sympathikus, Teil des vegetativen Nervensystems mit vorwiegend dämpfender Wirkung auf die Organfunktionen.
Parese (griech.)	Motorische Schwäche, unvollständige Lähmung.
peripher (griech.)	Am Rande, an der Außenfläche liegend.
perivaskulär	Um die Blutgefäße befindlich.
Phobie (griech.)	Zwangsbefürchtung; Bewußtseinsinhalt, der als unsinnig erkannt wird, aber dennoch nicht zu verdrängen ist.
photogen	durch Lichtreize bedingt

Physiotherapie	Den Körper betreffende Behandlungsmaßnahme.
Polypeptide (griech.)	Stoffe, die aus mehr als 8 bis 10 säureamidartig verknüpften Aminosäuren bestehen.
Polypragmasie (griech.)	Vielgeschäftigkeit. In der Medizin: Behandlung mit einer Vielzahl von Arzneimitteln, aber ohne klare Konzeption.
Porphyrie (griech.)	Störung des Porphyrinstoffwechsels
Potenzierung	Verstärkung der Wirkung bei der Kombination von Arzneimitteln, die über die Summation der Einzeleffekte hinausgeht.
Prodrom (griech.)	Vorläufer
reversibel (lat.)	umkehrbar
Skotom (griech.)	Ausfall von Teilen des Gesichtsfeldes, Teilblindheit.
Suizid (lat.)	Selbsttötung
Sympathikotonus (griech.)	Der Einfluß, den der orthosympathische Anteil des vegetativen Nervensystems auf die ihm unterstellten Organe dauernd ausübt.
Sympathikus	Teil des vegetativen Nervensystems mit vorwiegend erregender Wirkung auf die Organfunktionen.
Symptom	Krankheitszeichen

symptomatisch	Bezeichnung von Krankheitserscheinungen, die kein selbständiges Leiden darstellen, sondern als Symptom einer umfassenden Erkrankung zu werten sind.
Tremor (lat.)	Zittern, mehr oder weniger rhythmisches Hin- und Herbewegen von Körperteilen.
Trigeminusneuralgie	Schmerz des Nervus trigeminus (Drillingsnerv)
Vasomotoren (lat.)	Nerven, die den Tonus der Gefäßmuskularis verändern.
Vegetatives Nervensystem	Teil des Nervensystems, der vorwiegend die Funktion der Eingeweideorgane steuert.
visuell (lat.)	Das Sehen betreffend.
zerebral (lat.)	Zum Gehirn gehörig.
zervikal (lat.)	Zum Halse gehörig.

Literaturverzeichnis

Barolin, G. S.: Die neuralgoide Migräne. In: Barolin, G. S. (Hrsg.): Kopfschmerz. Enke-Verlag, Stuttgart 1985

Carroll, Lewis: Alice's Adventures in Wonderland. Chancellor Press, London 1985 (4. Aufl.)

Corradin, C. et al.: Kopfschmerz und „HWS-Schleudertraumen". In: Barolin, G. S. (Hrsg.): Kopfschmerz. Enke-Verlag, Stuttgart 1985

Ebert, Dietrich: Physiologische Aspekte des Yoga. Georg Thieme-Verlag, Leipzig 1989

Haag, D.: Biofeedbacktherapie. In: Gerber, W. D. und G. Haag (Hrsg.): Migräne. Springer-Verlag, Berlin, Heidelberg, New York 1982

Heyck, H.: Kopf- und Gesichtsschmerzen. Georg Thieme-Verlag, Stuttgart, New York 1982 (5. Aufl.)

Körner, B. und M. Heiss: Der Einsatz von Entspannungsverfahren bei chronischen Kopfschmerzen. In: Huber, H. P.: Migräne. Urban und Schwarzenberg, München, Wien, Baltimore. S. 154–175

Kudrow, L.: Cluster headache: Diagnosis and management. Oxford University Press, Oxford 1980

Mielke, U., K. Taubert und V. Wieczorek: Kopfschmerzen – Definition und Klassifikation. Z. Klin. Med. 43 (1988) 885–888

Mielke, U.: Diagnostische Überlegungen bei Kopfschmerzen. Z. ärztl. Fortbildung 82 (1988) 1239–1242

Mumenthaler, M. und F. Regli: Kopfschmerzen. Sandoz, Nürnberg 1981

Pfaffenrath, V. und W.-D. Gerber: Chronische Kopfschmerzen. Kohlhammer-Verlag, Stuttgart, Berlin, Köln 1992

Schmidt, H.: Konstitutionelle Akupunktur. Hippokrates-Verlag Stuttgart, 1988 (3. Aufl.)

Schultz, J. H.: Das autogene Training. Georg Thieme-Verlag, Stuttgart 1952

Soyka, D.: Neurotizismus und Depressivität bei Migräne. In: Soyka, D. (Hrsg.): Migräne. Enke-Verlag, Stuttgart 1983

Soyka, D.: Kopfschmerz. Edition Medizin Weinheim, Deerfield Beach (Florida), Basel 1984

Stux, G.: Grundlagen der Akupunktur. Springer-Verlag Berlin, Heidelberg, New York, London, Tokio 1988 (2. Aufl.)

Wolff, H. G.: Headache and other Head Pain. 1. Aufl. 1948. Oxford University Press, New York 1948